U0642867

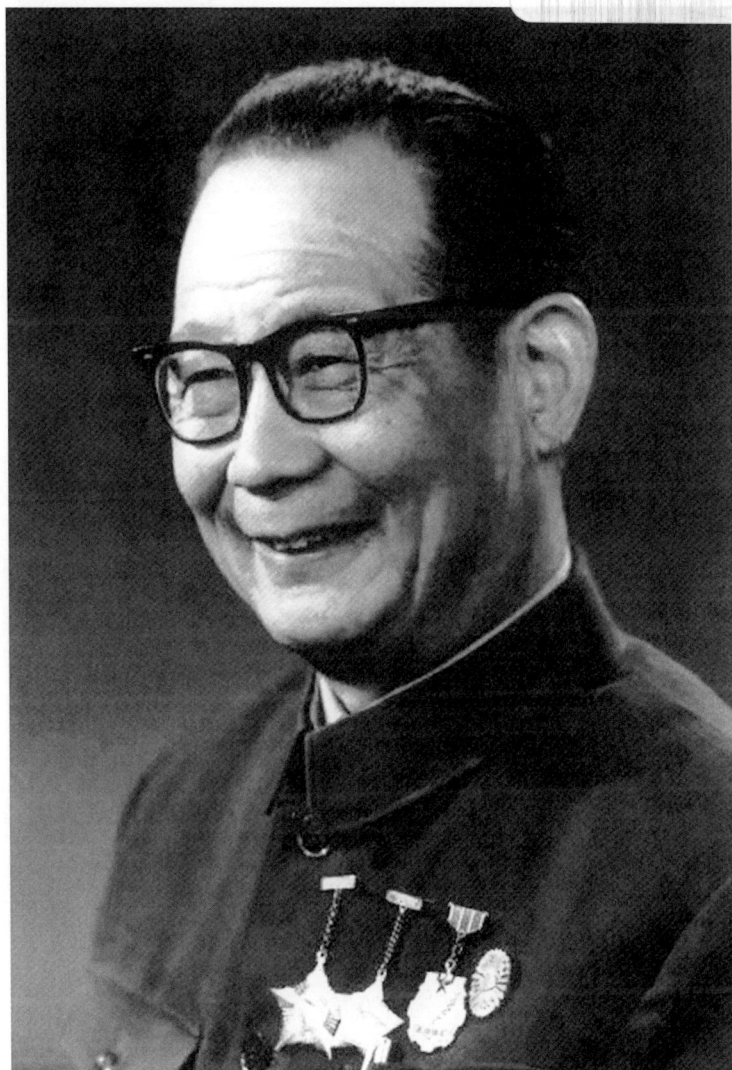

尚天裕教授（1917 年 12 月 25 日—2002 年 7 月 17 日）

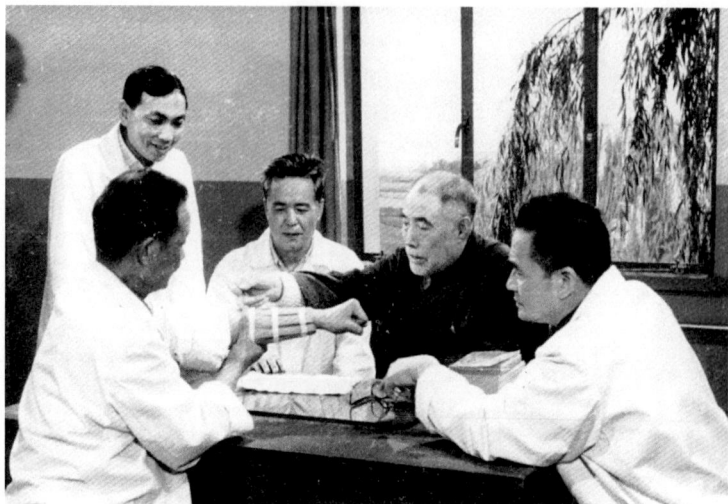

1958 年尚天裕教授在天津市立人民医院时虚心向老中医学习

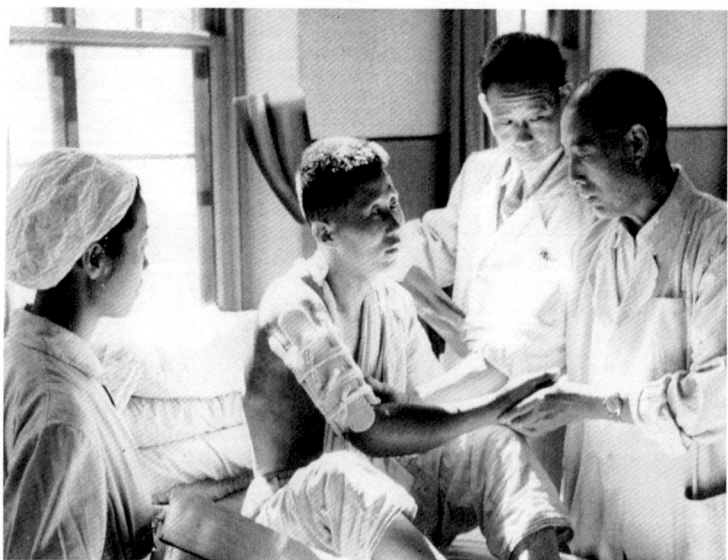

尚天裕教授在病房查房

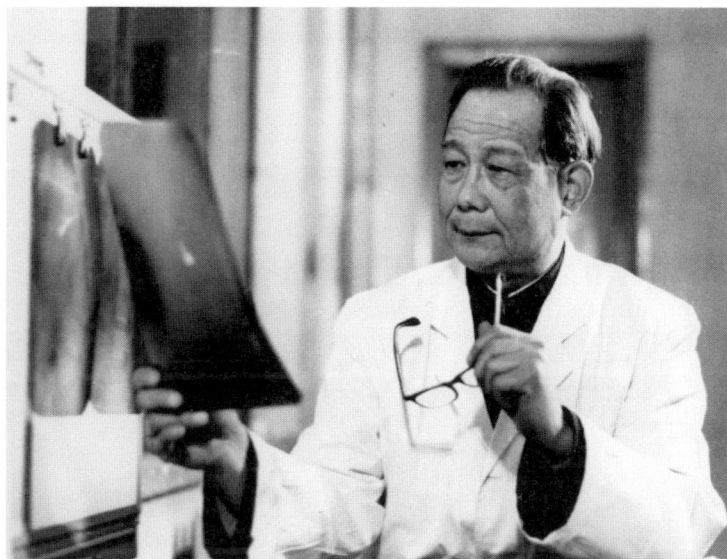

尚天裕教授在诊室仔细研读 X 线片

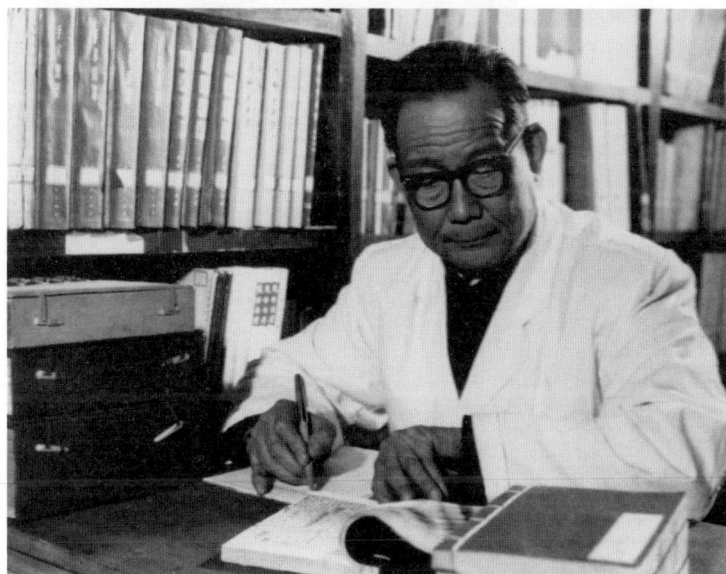

尚天裕教授在办公室查阅文献

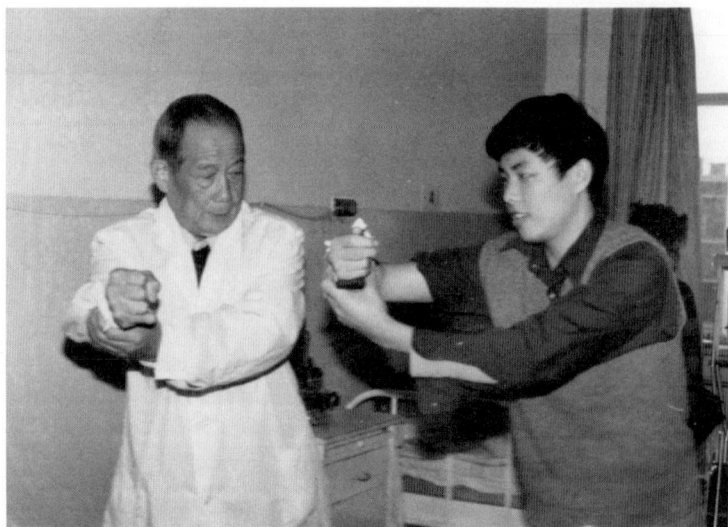

尚天裕教授在病房指导患者进行功能锻炼

望京醫鏡

尚天裕

中国接骨学传承启示录

赵勇 / 主编

北京科学技术出版社

图书在版编目（CIP）数据

中国接骨学传承启示录／赵勇主编. -- 北京：北京科学技术出版社，2025. -- ISBN 978-7-5714-4342-9

Ⅰ. R274.2

中国国家版本馆 CIP 数据核字第 2024MZ9821 号

策划编辑：张　田
责任编辑：安致君
责任印制：李　茗
封面设计：米　乐
版式设计：美宸佳印
出 版 人：曾庆宇
出版发行：北京科学技术出版社
社　　址：北京西直门南大街 16 号
邮政编码：100035
电　　话：0086 - 10 - 66135495（总编室）　0086 - 10 - 66113227（发行部）
网　　址：www. bkydw. cn
印　　刷：北京中科印刷有限公司
开　　本：850 mm × 1168 mm　1/32
字　　数：144 千字
印　　张：7.625
版　　次：2025 年 7 月第 1 版
印　　次：2025 年 7 月第 1 次印刷
ISBN 978-7-5714-4342-9

定　　价：69.00 元

京科版图书，版权所有，侵权必究。
京科版图书，印装差错，负责退换。

望京醫鏡

编写委员会

顾 问

黄璐琦　朱立国　孙树椿

主 任

李　浩　高景华

副主任（按姓氏笔画排序）

全洪松　杨克新　张　清　赵　勇　俞东青　曹　炜
谢　琪　薛侗枚

指导委员会 （按姓氏笔画排序）

朱云龙　刘祖发　安阿玥　杨国华　肖和印　吴林生
邱模炎　张　宁　张世民　张兴平　陈　枫　周　卫
胡荫奇　夏玉清　徐凌云　高　峰　程　玲　温建民
魏　玮

组织委员会 （按姓氏笔画排序）

丁品胜　于　杰　于忱忱　王　敏　王朝鲁　叶琰龙
朱雨萌　朱钟锐　刘光宇　刘劲松　刘桐辉　孙　婧
张　茗　张兆杰　金秀均　郎森艳　徐一鸣　焦　强
魏　戌

工作委员会 （按姓氏笔画排序）

王　浩　王宏莉　王尚全　王春晖　王德龙　冯敏山
朱光宇　刘　涛　刘世巍　刘惠梅　刘燊仡　张　平
张　然　张　磊　范　肃　秦伟凯　栾　洁　高　坤
郭　凯　梁春玲　蒋科卫　谭展飞　潘珺俊

《中国接骨学传承启示录》
编者名单

主 编

赵 勇

编 者（按姓氏笔画排序）

王志勇　成永忠　李永耀　张　宽　秦伟凯　焦龙兵
魏光成

中医药学包含着中华民族几千年的健康养生理念及其实践经验，是中华文明的瑰宝，凝聚着中国人民和中华民族的博大智慧，是中华民族的伟大创造。作为世界传统医药的杰出代表和重要组成部分，自古以来，中医药以其在疾病预防、治疗、康复等方面的独特优势，始终向世界传递着中华民族的生命智慧和哲学思想，为推动人类医药卫生文明作出了巨大贡献。党中央、国务院历来高度重视中医药工作，党的十八大以来，中医药传承发展进入新时代，中医药高质量发展跑出"加速度"。每一个中医药发展的高峰，都是各时期中医药人才在传承创新中铸就的，历代名医大家的学术经验是中医药学留给我们的宝贵财富，应当"继承好、发展好、利用好"。

中国中医科学院望京医院（简称"望京医院"）历经四十余年的传承发展和文化积淀，学术繁荣、名医荟萃，尤其是以尚天裕、孟和为代表的中医骨伤名家曾汇聚于此，留下了许多宝贵的临证经验、学术思想、特色疗法。为贯彻落实党中央、国务院有关中医药传承创新发展的战略部署，望京医院以"高水平中医医院建设项目"为契机，设立"名老医药专家学术经验传承"专项，成立丛书编写委员会，编撰"望京医镜"系列丛书。本套丛书旨在追本溯源、立根铸魂，挖掘整理名医名家经验，探寻中医名家传承谱系及其学术发展脉络，促进传承经验的多途径转化。丛书记录了诸多鲜活的医论、医案、医方，是望京医院中医名家毕生心血经验之凝结，且对中医药在现代医学体系中的价值进行了深入探讨和崭新诠释，推动了中医理论发展，是兼具传承性、创新性、实用性和系统性的守正创新之作，可以惠及后辈、启迪后学。

医镜者，"晓然于辨证用药，真昭彻如镜"，希望"望京医镜"丛书能让广大中医药工作者读后有"昭彻如镜"之感。相信本套丛书的出版能使诸多中医名家的经验成果、思想精髓释放出穿透岁月、历久弥新的光彩，为促进中医药学术思想和临床经验的传承，加快推动中医药事业传承创新发展、共筑健康中国贡献智慧和力量。

中国工程院院士
中国中医科学院院长

2024 年 10 月

朱　序

中医药学是中华文化智慧的结晶，在几千年与疾病的斗争中不断发展壮大，成为维护人类健康的重要力量。中医药的整体观念与辨证施治的思维模式具有丰厚的中国文化底蕴，体现了自然科学与社会科学、人文科学的高度融合和统一，这正是中医药顽强生命力之所在，也是中医药发挥神奇功效的关键。其实践历经数千年而不衰，并能世代传承不断发展，与经得起检验的良好临床疗效密不可分。

《"健康中国2030"规划纲要》明确提出要"充分发挥中医药独特优势"，弘扬当代名老中医药专家的学术思想和临床诊疗经验，推进中医药文化传承与发展。"望京医镜"系列丛书的编写正是我院推进中医药传承与创新的一项重要举措。

本套丛书的编写得到了中国中医科学院及望京医院各级领导的大力支持，涵盖骨与关节退行性疾病、风湿病、老年病、心血管病、肾病等专科专病，将我院全国名老中医、首都名中医等专家的临证经验、学术思想、用药经验、特色疗法等进行了挖掘与整理，旨在"守正创新、传承精华"，拓展中高级中医药专业技术人员的专业知识和技能，提升专业水平能力，更好地满足中医药事业传承发展需求和人民健康需要。

本套丛书不仅是对临床经验的系统梳理与总结，更是对中医药在现代医学体系中的价值进行的深入诠释与再认识。这些积累与研究，旨在推动中医药在专科专病方面取得更大的进展，并为现代医学提供更加广泛和深刻的补充与支持。

希望本套丛书能为中医药学术界提供启发，成为从事科学研究和临床工作的中医专业人员的有益参考，同时为患者带来更加有效的治疗方案，贡献中医药的智慧与力量。

中国工程院院士

2024 年 9 月

孙 序

中医药学是中国古代科学的瑰宝，也是打开中华文明宝库的钥匙。习近平总书记号召我们中医药工作者要"把中医药这一祖先留给我们的宝贵财富继承好、发展好、利用好，在建设健康中国、实现中国梦的伟大征程中谱写新的篇章"。

中国中医科学院望京医院成立于 1997 年，秉承"博爱、敬业、继承、创新"的院训精神，不断发展，目前已经成为一所以中医骨伤科为重点，中医药特色与优势显著，传统与现代诊疗技术相结合的三级甲等中医医院。历任领导非常重视对名医学术思想的挖掘与传承工作。本次由望京医院组织编写的"望京医镜"系列丛书，就是对建院以来诸多名医名师临证经验和典型医案的全面总结。

本套丛书覆盖了中医临床多个学科，从临床案例到理论创新，都作了较为详尽的论述，图文并茂，内容丰富，在注重理论阐述的同时，也强调了临床实践的重要性；同时深入剖析了名医们的医术精髓，揭示其背后的科学原理与人文关怀。本套丛书汇聚了众多中医领域的权威专家学者参与编写，他们不仅学术造诣深厚，更在临床实践中积累了丰富的经验。正是由于这些专家的鼎力支持，本套丛书才既具有学术权威性，又贴近临床实际，具有很高的实用价值。

相信本套丛书的出版与发行必将对中医学科的传承发展大有裨益，愿为之序。

全国名中医

中国中医科学院首席研究员

2024 年 10 月

总前言

20 世纪 70 年代末，百废待兴、百业待举，为推广中西医结合治疗骨伤科疾病的临床经验，在周恩来总理、李先念副总理等老一辈党和国家领导人的关怀下，成立了中西医结合治疗骨关节损伤学习班，集结了冯天有、尚天裕等一批杰出的医学大家，随后成立了中国中医研究院骨伤科研究所（简称"骨研所"），全国中西医骨伤名家齐聚，开辟了以爱兴院、泽被苍生、薪火相传的新篇章。凡此种种，都发生在北京东直门海运仓的一座小楼内；但与这座小楼相距不过十余里的一片村落与田地中，有一所中医院校与一所附属医院也在冒芽待生。

当时，"望京"还是一片村落，并不是远近闻名的"北京发展最快区域""首都第二 CBD"，其中最核心的区域"花家地"还是一片农田，其命名来源是"花椒地"还是"苇家地"都已难以考证；但无论是"花家地"还是"花椒地"，地上种的究竟是不是花椒已不重要，人们对于这片土地的热爱与依赖，成为了这片土地能够留下名字的重要原因。20世纪80年代后期，花家地的"身份"迎来了360度转变，并在20世纪90年代一跃成为当时北京人口最密集、规模最大的居民区，唯一的现代化社区，曾被冠名为"亚洲最大的住宅社区"。其飞速发展和惊人变化，用"日新月异"来形容都略显寡淡。那田地中的院校，也从北京针灸学院更名为了北京针灸骨伤学院，成为了面向国内外培养中医针灸和骨伤科高级人才的基地；那田地中的医院，也建起了宏伟的大楼，满足着望京众多百姓的就医需求。1997年，中国中医研究院骨伤科研究所、北京针灸骨伤学院骨伤系、北京针灸骨伤学院附属医院合并，正式成立中国中医研究院望京医院，后更名为中国中医科学院望京医院。

时至今日，骨研所、骨伤系、附属医院的脉络赓续相传，凝聚成望京医院发展壮大的精神血脉，凝聚在"博爱、敬业、继承、创新"的院训精神中，更希望可以凝聚在一套可以流传多年、受益后人的文字之中，所以我们组织全院之力编纂了这套丛书，希望可以凝练出众多前辈的学术思想、医德仁术，为后生所用、造福患者。这套丛书汇集了尚天裕、孟和、蒋位庄、朱云龙、孙树椿等老一辈名医的经验，收录了朱立国、刘祖发、安阿玥、李浩、杨国华、肖和印、吴林生、邱模炎、张宁、陈枫、周卫、赵勇、胡荫奇、夏玉清、徐凌云、高峰、曹炜、程玲、温建民、魏玮等中生代名医的经验。丛书名为

"望京医镜"，医镜者，医者之镜也。我们希望通过著书立说，立旗设镜，映照出名老医药专家的专长疗法、学术思想、人生体悟，启示后人，留下时代画卷中望京医院传承脉络浓墨重彩的一笔，成为医学新生代可学可照之明镜，将"继承好、发展好、利用好"中医药传承创新落到实处。

丛书编写委员会

2024 年 10 月

前　言

自西医传入中国以来，中西医学是否需要结合，是否能够结合，又该如何结合，就成了中国医学发展的重要命题。1956年，毛泽东主席提出"要以西方的近代科学来研究中国的传统医学的规律，发展中国的新医学"。中国接骨学便是在这样的时代背景下发展起来的，在中国传统医学与现代西方医学的共同基础上，尚天裕创造性地提出了"动静结合，筋骨并重，内外兼治，医患合作"的指导思想，改变了骨折治疗的传统模式。对于中西医结合骨折疗法，周恩来总理称赞说："这是辩证法，它说出了真理。"

尚天裕从抗美援朝战场回国后跟随方先之先生从事骨科工作，他擅长手术，以开刀精细著称，但在长期临床实践中却发现，内固定越复杂，骨折愈合得越慢，骨折治疗中的并发症也越多，这让他对当时的骨折治疗方法产生了疑问。时值中央号召西医学习中医，尚天裕也被要求参加，在经历了早期的抵触后，最终在方先之先生的指引下，明确了"中西医结合治疗骨折是有前途的"，并全身心地投入进来。

长期的临床实践和研究工作让尚天裕逐渐意识到"救人无囿于中西之分，为学应尽明古今之道"，古今中外的知识，只要有利于骨伤学科发展、创新，都应取其所长，为我所用。尚天裕为学习中医接骨技术，先后到过多个省市，请教当地中医骨伤名家，同时还大量阅读中医古籍，在反复临床实践的基础上，逐步形成了一套以内因为主导，手法整复、小夹板局部外固定、功能锻炼为主要内容的中西医结合新疗法。1961年在天津召开了全国中西医结合骨科学术座谈会，主要讨论中西医结合治疗骨折的问题，当时卫生部的领导高度评价说："从这里可以看出新医学的苗头。"

习近平总书记在南阳考察时指出："我们要发展中医药，注重用现代科学解读中医药学原理，走中西医结合的道路。"在尚天裕先生的带领下，中西医结合治疗骨折的研究工作不仅对传统中医学的治疗方法进行了系统的整理和总结，而且创造性地解决了前臂尺桡骨干双骨折的治疗等难题，阐释了其中的科学原理，提高了传统中医学的临床疗效，真正做到了将中医治疗理念、技术用现代科学方法说清楚、讲明白，真正做到了将中医药学这一伟大宝库，"努力发掘，加以提高"。可以说，中国接骨学是在毛泽东主席号召下，在深厚中医文化土壤上诞生的，并且由有深厚造诣的现代医学专家领衔，可称为中西医结合新医学的典范之作。

这本《中国接骨学传承启示录》的编写是对尚天裕中国接骨学原理的再次阐发，也是对中国接骨学发展道路的又一次审视。所谓传承，既是中国接骨学对传统中医学的继承发扬，也是我们作为尚天裕先生的后学对于中国接骨学的继承创新。所谓启示，既是对尚天裕先生为学为人的追忆，也是我们对尚天裕先生逝世二十多年来中国接骨学发展现状的思考。我们期待本书的问世能对从事中医、中西医结合工作的医务工作者，以及有志于中医学事业的青年学子有所启迪。

本书分为八个章节，分别以尚天裕中国接骨学八条原则为中心展开。每章以尚老语录作为引子，引出古今医论、接骨漫话、赓续纳新、传承心悟四个部分的内容，力图以尚老语录为中心，衔接古今，启迪未来。同时，每章围绕一种骨折疾病展开，力图通过具体的疾病，使得尚天裕先生的学术思想更加生动。我们衷心希望本书的问世能够有益于中国接骨学事业，有益于中西医结合创新发展。

由于水平有限，在编写过程中难免挂一漏万，敬请各位读者批评指正。

赵 勇

2024 年 11 月于北京

目　录

绪　论

中国接骨学（Chinese Osteosynthesis，CO）一词源于1995年出版、尚天裕教授主编的《中国接骨学》。《中国接骨学》是《中西医结合治疗骨折》（1966 年人民卫生出版社出版）的修订版，是尚天裕教授在原书基础上，总结了其近30 年运用中西医结合疗法治疗 10 万余个骨折病例的经验和科研成果后撰写而成。这部著作的问世标志着 CO 学派的形成。中国接骨学在继承传统中医骨伤理论、技法的基础上，融合了现代医学、生物力学等的发展成果，且不断创新、发展。

一、中国接骨学的创新

中国接骨学在深入研究中医、西医治疗骨折的发展历史，深入分析各个疗法的特色和优势的基础上，创造性地提出了骨折中西医结合治疗的方法及机制，为骨折的治疗提供了新思路、新理论、新方法，提高了骨折的临床疗效。其创新主要体现在以下三个方面。

（一）骨折复位手法的创新

前臂尺桡骨干双骨折曾是骨科难题，闭合复位石膏固定易发生再移位，切开复位内固定易造成延迟愈合或不愈合。尚天裕教授在跟随苏绍三先生学习的过程中，发现"捏骨缝"手法复位配合竹帘、纸压垫外固定的治疗方法对于这类骨折具有良好疗效。

在苏氏正骨"捏骨缝"的基础上，方先之教授、尚天裕教授从解剖学的骨间膜角度分析复位机制，创立了"夹挤分骨"的手法，即用手指持续压迫前臂掌、背两侧的骨间隙，把尺桡骨干分离到最宽限度，使骨间膜上下一并紧张，断端对位也就变得容易而准确了。此后，在《医宗金鉴》"夫手法者，诚正骨之首务"思想的指导下，尚天裕教授提出了骨折整复的原则：①骨折整复是骨折移位的反过程；②综合复位与分解复位辨证施用；③急性复位与慢性复位相结合；④整复与固定相结合。在《医宗金鉴》正骨八法的基础上，尚天裕教授创立了手摸心会、拔伸牵引、旋转回绕、屈伸收展、成角折顶、端挤提按、夹挤分骨、摇摆触碰、对扣捏合和按摩推拿十大骨折复位手法。

（二）局部外固定理念的创新

要维持前臂尺桡骨干双骨折整复的位置，就必须进行固定，于是尚天裕教授研制了适合尺桡骨间隙的圆柱状分骨垫，通过分骨垫和小夹板外固定来控制旋转运动和持续保持上下折段尺桡骨间隙的最大宽度。

中国接骨学研究者通过生物力学实验，揭示了局部外固定的作用原理：通过布带对夹板的约束力、纸压垫对骨折端防止和矫正成角畸形及侧方移位的效应力、充分利用肢体肌肉收缩活动时所产生的内在动力，使肢体内部动力因骨折所致的不平衡得到恢复。这种固定方法符合骨折治疗的弹性固定准则：①固定稳定，即骨折远、近端与医疗器械构成几何不变体系；②非功能替代，即骨的重建存在一个最佳应力范围；③断端生理应力，即恢复正常功能的速度和质量与断端所受应力水平有关。

在大量临床实践的基础上，尚天裕教授提出了局部外固定的原则：①局部外固定装置既要保持整复后的骨折对位，又要为功能锻炼创造条件；②局部外固定是以外固定装置的杠杆来对应患肢内部骨折再移位的杠杆，即应用方向相反、数值相等的外力来对抗骨折移位的倾向力；③局部外固定后，将肢体置于相应位置，就可让患者有节制地进行活动，能将因肢体重力和肌肉牵拉力造成骨折再移位的消极因素转化为维持固定和矫正残余移位的积极因素；④局部外固定的固定力不能超出肢体正常的生理适应能力，应在维护其生理功能的基础上施用外固定。关于固定器具的选择，尚天裕教授从中医各家采用的木板、竹帘、杉皮、纸壳等材料中，选择了具有弹性、韧性和可塑性的柳木，设计出适合肢体各部位骨折的夹板。

（三）功能锻炼原则与方法的创新

固定之后的功能锻炼对患者的康复有至关重要的影响，制动会产生钙和蛋白代谢作用的负平衡，失用会引起骨质疏松和肌肉等组织的萎缩，而功能运动时断端间的紧密接触和相互间的对抗作用，有利于骨痂生长。在这一认识的基础上，尚天裕教授提出功能锻炼的原则：①功能锻炼必须以保持骨折对位、促进骨折愈合为前提；②功能锻炼必须以恢复和增强肢体的生理功能为中心；③功能锻炼应从整复固定后开始，并贯穿治疗全过程；④功能锻炼要在医务人员指导下进行，同时要充分发挥患者的主观能动性。尚天裕教授在生物力学指导下，对各部位骨折不同时期的功能锻炼进行了系统设计，规范了功能锻炼的形式和步骤，有效促进了骨折愈合和患者的康复。

二、中国接骨学的发展

中国接骨学是一个不断发展的、开放的理论体系。在中国接骨学创立之初，《中西医结合治疗骨折》《中国接骨学》等著作被译为英、日、德等多国文字，在海外广泛发行。当时我国医学领域有五项成果处于世界领先地位，中西医结合治疗骨折就是其中一项。中西医结合治疗骨折疗法原则正确，方法安全，疗效可靠，并传向世界，之后英国将柳木夹板改为塑料夹板，称为"北京－伦敦夹板"。国内发明的骨折复位外固定器也对现有固定器具做了有益的补充。近年来随着科学技术的发展，中国接骨学也在不断丰富和完善之中。

尚天裕教授在"制器以正之，用辅手法之所不逮"思想的指导下，发展了经皮撬拨复位、器械复位等复位方法。近来，不断有新型外固定器具被发明出来，3D打印小夹板也出现在临床研究者的视野中。目前，大量临床试验已经证实中药具有促进骨折愈合的作用，研究人员从分子生物学角度对中药在骨折愈合中的作用进行了探索。研究人员继而对骨折端受力、肌肉动力、骨痂密度、血管再生与骨折愈合的关系进行探讨，对骨折愈合过程活体断端力学环境、活体组织学变化过程及愈合组织的物质梯度连续变化进行了实验和理论研究。研究表明，使用应力能够有效地缩短骨折的愈合时间，应力能够对骨细胞的分化起到促进的作用，适当应力刺激可增强骨痂的骨密度以及"钙化"。

中国接骨学的原则和思想不仅影响着创伤骨科学的发展，还指导着骨伤科其他领域及康复医学等的研究，在它的引领下，中医整脊学、中医微创技术、经筋痹痛理论与软组织张力学说等逐步发展和完善，为筋骨痛症的治疗提供了新的理论和技术方法。

三、中国接骨学的贡献

中国接骨学借助现代科学技术，揭示了中医正骨的科学原理，整合了中医正骨技术，通过对解剖学、生物力学的深刻把握，使传统技法被更好地继承并整合为更完善的操作技术，让这种以手法整复、小夹板外固定为特色的治疗方法有了质的飞跃，建立了骨折整复手法、固定方法、功能锻炼和内外用药相关的原则标准，形成了中西医结合的骨折治疗体系。尚天裕教授先后攻克了前臂、肱骨髁上、肱骨髁间、踝部、脊柱和骨盆等部位骨折的治疗难关，与单纯西医疗法相比，中西医结合疗法使骨折愈合时间缩短了 1/3，疗程缩短了 1/2，骨折不愈合率由 5% ~7% 下降到 0.04%。

针对前臂尺桡骨干双骨折，尚天裕教授在"夹挤分骨"手法和分骨垫、小夹板外固定的基础上，创造性地提出了"前臂中立位骨间膜最紧张"的理论，提高了整复技术水平，使整复成功率达到 95% 以上。这一理论于 1963 年在罗马召开的国际外科年会上一经发布，得到各国医学家的关注和重视。

尚天裕教授将中医治疗骨折的观点归纳为"活血化瘀，祛瘀生新；动静结合，筋骨并重；骨肉相连，筋可束骨；祛腐生肌，煨脓长肉"。中西医结合治疗骨折的治疗原则、指导思想正是以此为基础，并在临床实践中不断发展和完善，最终形成了"动静结合，筋骨并重，内外兼治，医患配合"的十六字原则。

在新的治疗原则指导下，尚天裕教授提出了骨折治疗的八条指导思想：①骨折是伤不是病，医生的任务就是创造条件，使患者恢复正常生活；②肢体的生理功能是活动，治疗方法不能违背它的生物学特性；③骨组织有再生、塑形的能力，治疗方法不应对其造成干扰和破坏；④整复、固定只是为骨折愈合创造条件，功能活动不仅是治疗的目的，更是治疗的重要措施；⑤骨折断端的活动是绝对的，固定是相对的，对骨折愈合有利的活动应鼓励，不利的则要加以限制；⑥医生只是为骨折愈合创造条件，任何措施都要通过患者才能起作用；⑦间接愈合（二期愈合）是骨折愈合的普遍规律，直接愈合（一期愈合）只是特定条件下的个别现象；⑧骨折的治疗方法有手术、非手术及有限手术，各有其适应证，医生应做那些非做不可的手术，而不要做想做或能做的手术。这八条指导思想至今仍是指导我们医疗实践的至理名言。

（赵　勇　魏光成）

第一章　辨伤析病，骨折治疗的崭新篇章

　　骨折多是外伤造成的，除个别情况外，患者的身体在伤前是健康的。因此，不要把骨折患者视作病人，应积极地创造条件，使其尽快恢复正常生活。

——尚天裕

【古今医论】

　　尚天裕教授认为"伤员"与"病人"是不一样的概念，这不单纯是名称不同，更主要的是二者的病理机制不同，治疗的思维、理念及方法不同。

　　骨折多是外伤造成的，患者在受伤之前多为健康的，尤其是年轻患者。骨折后患者出现的主要症状是疼痛、肿胀及功能障碍，疼痛和肿胀是影响患者治疗和康复的主要原因。

　　疼痛贯穿于患者治疗和康复的整个过程，在不同阶段只是有程度上的差异，减轻疼痛甚至无痛是促进患者康复的有利条件。肢体肿胀也是临床中不可避免的问题，肢体肿胀程度常是影响手术时机的主要因素，如果肿胀处理不当，有可能会出现

伤口感染、张力性水疱、术后皮肤坏死、术后感染、筋膜间隔区综合征等不良后果，还会增加手术难度，影响骨折愈合及肢体功能恢复，延长患者住院时间，加重患者身心负担，严重者甚至可危及生命。

随着老龄化社会的到来，患者的内科病症复杂，加之骨质疏松等因素，老年骨折患者所面临的风险更高，这对我们医生的挑战也就更为严峻。临床医生在关注骨折的同时，更要积极地综合评估和管理患者的整体健康状况，降低患者可能出现的风险和并发症。

针对最为普遍的疼痛和肿胀，特别是骨折后的疼痛及肿胀的机制，以及如何快速消肿止痛，中、西医有着不同的认识。

一、中医学对骨折肿痛的认识

中医学对于肿痛的认识和论述较早，其中以《素问·阴阳应象大论》中"气伤痛，形伤肿"为经典，后世医家对此也有诸多阐述。气是一种无形流动的物质，气喜宣通，气伤则壅闭不通，不通则痛，故称"气伤痛"。血有形，血伤则停滞不化，血瘀滞而成肿，故称"形伤肿"，即损伤时瘀血造成的肿胀。《素问·阴阳应象大论》又云："故先痛而后肿者，气伤形也；先肿而后痛者，形伤气也。"马莳注解曰："然其为肿为痛，复有相因之机，先有是痛而后发肿者，盖以气先受伤而形亦受伤，谓之气伤形也；先有是肿而后为痛者，盖以形先受伤，而气亦受伤，谓之形伤气也。形非气不充，气非形不生，形气相为依附，而病之相因者又如此。"气本无形，故郁滞则气聚，聚则似有形而实无质，气机不通之处，即伤病所在之处，必出现胀闷疼痛。形伤肿指瘀血造成肿胀而言，血有形，形伤肿；瘀血留滞，局部出现肿胀。

《素问·调经论》指出："人之所有者，血与气耳。"《正体类要》曰："肢体损于外，则气血伤于内，营卫有所不贯，脏腑由之不和。"《普济方·折伤门》言："若因伤折，内动经络，血行之道不得宣通，瘀积不散，则为肿、为胀。"《杂病源流犀烛》记载："跌扑闪挫，猝然身受，由外及内，气血俱伤病也。"《疡医大全》言："有跌伤骨折……宜活血化瘀为先，血不活则瘀不去，瘀不去则骨不能接也。"骨折后筋脉损伤，气滞血瘀，经脉不畅，血不循经，离经之血停于肌肉腠理，水液停滞不行，致使肢体肿胀。肢体损伤病机总归为气滞血瘀，气滞血瘀是骨折的病理核心，祛瘀生新是治疗骨折的重要手段。临床上每多气血两伤，肿痛并见，但有所偏胜，一般先痛后肿者偏重伤气，先肿后痛者偏重伤血，中医治疗骨折后肿痛常须理气、活血并进。

二、现代医学对骨折肿痛的研究

现代医学研究认为，骨折后肢体肿胀的机制较为复杂，多由血管受损、通透性增高、血液外渗等引起。另外，骨折后人体的自我保护机制会启动，机体产生应激反应引起炎症，释放如组胺、前列腺素、缓激肽、5-羟色胺等炎症因子，与损伤产生的代谢产物共同刺激游离末梢神经导致疼痛。

机体会对疼痛产生反射性肌肉保护性收缩，导致肌肉痉挛，肌肉痉挛会压迫周围走行的血管、淋巴管，使血液回流受阻，引起血液循环障碍，血液停聚使血管壁被动性扩张，血管通透性显著升高，血液中的水、电解质、蛋白质等物质渗透至组织间隙，并与机体产生免疫反应，随后血液中的炎症细胞外泄，加重水肿。伤后局部组织处于缺氧状态，组织细胞能量代谢障碍，产生活性自由基，加重对血管的损害，血管通透性增强，内部成分外渗，也可诱发肿胀。

当骨折发生在下肢时，由于下肢静脉回流距离较远，伤后机体肌肉泵作用减弱，导致静脉回流障碍，若伴瓣膜功能不全，回流则更为困难，肿胀会进一步加重。骨折后因疼痛或进行制动处理，肢体无法正常活动，血液和淋巴液回流速度受到影响，导致肢体肿胀程度加重。

众多因素导致骨折后出现肿胀，若对肿胀未进行及时、有效的处理，将会影响骨折的治疗和肢体的功能康复，甚至引起相关的并发症，影响患者的预后，所以应尽快进行消肿处理。

以上的研究表明，骨折后的疼痛和肿胀是由多种因素导致的，是患者无法顺利接受治疗或产生并发症的主要原因，也是患者要求医生立即进行处理的症状。

尚天裕教授在对骨折患者的观察和研究中，提出了动静结合、内外兼治的原则，静可减少对骨折断端的刺激，动则是在维持骨折断端静的状态下合理地活动，以促进血运，改善血液回流，消除肿胀，又促进微循环代谢，加速炎症物质的代谢，减轻疼痛。尚天裕教授还主张联合活血行气、消肿止痛的中药进行治疗，双管齐下，以尽快消除不利因素，为患者的康复创造有利条件，使其尽快恢复健康。

【接骨漫话】

一、骨折瘀血肿痛之治疗

四肢骨折尤其是关节周围骨折，极易在局部出现肿胀，而肿胀的程度常会影响手法复位的效果，同时也是影响手术时机的重要因素。骨折后的疼痛会严重影响患者身体的恢复，这是因为疼痛刺激会导致患者食欲减退、情绪低落等，影响患者正气的恢复，同时也影响非骨折部位的主动活动，进而又不利于肿胀的消退，二者形成恶性循环。针对骨折后出现疼痛和肿胀的问题，只有正确、及时的治疗才能够控制疼痛、尽快消肿，为患者的恢复创造有利的条件。

创伤后机体最初的反应是引起炎症，出现血液凝集、血小板脱颗粒，释放血小板源性生长因子、转化生长因子（trans-forming growth factor，TGF）等，巨噬细胞也分泌大量生长因子，如肿瘤坏死因子（tumor necrosis factor，TNF）。这些细胞因子通过对炎症反应的介导，释放反应因子、蛋白酶类等各种生物化学物质，对微循环产生影响，最终导致肢体肿胀。

肿胀的常规治疗方法包括使用药物、理疗、自主锻炼等，中医药在此方面具有安全、有效、多途径等优势，这也曾是尚天裕教授关注和研究的方向，并取得了一定的成果。

1. 抗炎、抗渗出药物

七叶皂苷钠具有较好的抗炎、抗渗出、增强静脉张力、改善和加快静脉回流的作用。它的抗炎作用是通过刺激肾上腺皮质分泌皮质醇类激素实现的，抗渗出作用与机体及静脉组织中前列腺素 E2 的分泌增加有关，并能抑制前列腺素 E1 引起的肢体淋巴管通透性增强，从而达到消肿抗瘀的作用。

2. 物理预防措施

抬高患肢是直接有效的消肿方法。静脉受重力影响极为明显，加之静脉血是由远心端流向近心端，因此抬高肢体可减少肢体远端浅静脉压力，其减少的数值相当于该浅静脉到心脏这一段垂直血管所产生的压力，从而减轻浅静脉的充盈程度。创伤肢体在没有缺血的情况下，在适当的范围内，肢体越高于心脏水平，消肿效果越好。采用平卧位比采用半卧位消肿效果好，这是因为平卧时肢体抬高的高度高于心脏位置，受重力影响利于血液回流，而取半卧位时，这个作用可被抵消。但是肢体抬得过高会减少肢体血供，导致肢体缺血、缺氧，反而加重肢体肿胀。临床肢体抬高的高度应为稍高于心脏水平。

功能锻炼是积极主动的方法。患肢抬高后，还要根据病情进行适当的早期主动功能锻炼。下肢骨折可行足趾或踝关节轻度屈伸活动，上肢骨折可行手指的抓、捻、握拳活动，通过肌肉的收缩，挤压静脉和淋巴回流，以促进局部的血液循环，防止、减轻或及早消除肢体肿胀。

3. 中医药的作用

中医学认为骨折早期肿胀的病机为血瘀气滞，治法为行气活血、化瘀消肿，治疗时常以活血化瘀药为主药。近代对于骨折形成了"活血化瘀、续筋接骨、补益肝肾"的治疗原则，其中活血化瘀是针对骨折损伤早期的局部肿痛而言。在活血化瘀原则的指导下，强调瘀滞的同时，也探讨了相关因素的影响，包括瘀与气、水、湿、毒等之间的相互关系。

中医学非常重视气与血的关系，认为"气为血之帅，血为气之母"，气行则血行，气滞则血瘀。骨折早期无论是先肿还是先痛，都是由于气滞和瘀血，二者相互作用，相互影响。有学者在以桃红四物汤活血的基础上加延胡索、郁金、香附、枳壳等理气药治疗骨折肿痛，发现消肿效果明显优于单纯活血治疗。

《正体类要》谓："肢体损于外，则气血伤于内，营卫有所不贯，脏腑由之不和。"现代病理学认为，骨折后肿胀是由于骨折局部血管破裂，血液进入组织间隙，形成瘀血性水肿，加之组织静脉压增高，组织液回流障碍，形成潴留。

骨折后局部气血津液运行不畅，瘀积不散，津液凝聚成痰，肿胀重者还可出现如《丹溪心法》中所记载的"痰挟瘀血，遂成窠囊"。湿邪属于津液运行失常的病理产物，多致病于无形，病势缠绵，但是一旦其与骨折早期瘀血合而为病，则易导致瘀湿夹杂之肿胀。跌损之处，血离经络，瘀积不散，这是跌打损伤的共同病机，因有瘀滞，则正气难以通达，毒邪易凑。若患者体质较强，尚可与毒邪一搏；若患者体质较弱，邪胜正衰，毒邪易犯。骨折切开复位后，容易感受毒邪，加之瘀滞不通，正气不达，在出现肿胀的同时，还伴有红、热、痛的症状，此时可从瘀毒的角度来考虑肿胀。

随着中医药几千年来的发展及科技的创新，目前中医药治疗骨折疼痛、肿胀的方式有内服、外敷、熏洗等。

目前临床针对外伤肿胀、疼痛所用的消肿止痛膏，由多味中草药制成，以活血化瘀为主，兼以消肿止痛。方中大黄攻逐瘀血，红花活血、行血，二者共为君药。红花、大黄为活血化瘀方中的常用主药，红花辛，温，入心、肝经，有活血化瘀、消肿止痛之功，大黄苦，寒，有泻热逐瘀通经、凉血解毒的功效。关于红花，《药品化义》谓"红花……善通利经脉"，《本草汇言》谓"或跌扑损伤而气血瘀积……是皆气血不和之证，非红花不能调"。乳香苦、辛，入心、肝、脾经，有活血止痛、消肿生肌之功，《本草求真》谓其"功专破血散瘀，止有推陈之力，而无致新之妙"。没药苦、平，有散血止痛、消肿生肌之功。前人用药时常乳香、没药并用，如《本草纲目》云"乳香活血，没药散血，皆能止痛消肿，生肌，故二药每每相兼而用"，《医学衷中参西录》云"乳香、没药，二药并用，为宣通脏腑、流通经络之要药，故凡心胃胁腹肢体关节诸疼痛皆能治之"，《仙授理伤续断秘方》谓"凡合药断不可无乳香、没药二味"，故以乳香、没药行气活血止痛，二者共为臣药。当归甘、辛，温，有补血活血之功；川芎辛，温，有活血行气、祛风止痛之功；赤芍苦，微寒，入肝经，有清热凉血、散瘀止痛之功，三药合用以加强行血活血之功。川草薢苦，平，有利湿祛风之功；泽兰辛、苦，微温，有活血化瘀、利水消肿之功；侧柏叶苦、涩，微寒，有凉血止血之功，三药并用共奏活血消肿利水、清热凉血之功。气为血帅，活血当以行气为先，故佐以桂枝辛温而长于温通经脉，共达气行则血行之目的。黄柏苦、寒，有清热消肿解毒之功，兼可防治血瘀化热，使瘀与热不能相合而为病，以上诸药共为佐药。薄荷、冰片辛凉走窜，能使药力直达病所，兼有清热消肿之功。全方用药以活血化瘀为主，兼以行气、通络，药物配伍注重寒温互抑，走守具备，标本兼顾，相辅相成，药效彰显而偏性被遏。以上诸药合用，共奏活血化瘀、消肿止痛之功。

通过消肿止痛膏治疗踝关节扭伤的临床研究发现，该药对于踝关节扭伤患者的肿胀程度和踝关节功能的改善明显优于单纯 RICE 疗法（休息，冰敷，加压，抬高）。动物实验证明，消肿止痛膏安全、有效，无明显副作用。

二、骨折诊治信息之变换

用信息方法分析骨折的诊断和治疗，可以把它抽象为一个信息变换过程。通过医生的感觉器官了解"黑箱"（骨折断端）在空间所处的位置，选择恰当的输入（复位、固定）方法使骨折获得良好对位而愈合。

诊断是收集、分析信息并做出判断的过程。骨折后人体输出各种信息，医生看见局部肿胀、瘀斑、肢体畸形，听到骨擦音，触摸到骨折移位情况，通过问诊了解伤因、伤势，通过 X 线检查了解骨折类型。这样一个症状变量系统，其信息的最后输出端都在体表，变换这个系统信息的途径，一是通过医生的感官传到医生的大脑，二是通过患者的主观感觉，变换为语言信息传到医生的大脑，医生通过患者的反馈完成了信息交流，从而使输入与输出构成耦合系统。

如将人体系统的基本平衡看作健康状态，人体的病理状态则为骨折后气血逆乱、筋翻筋走、骨碎骨断，通过手的触觉在头脑中形成一个立体的骨折端移位的图像。手法复位的控制技术实际就是利用系统的外部输入来促使骨折端脱离失衡态，回到正常状态——骨正筋顺；然而人体不只是受外界控制，还受自身调节控制，有自动维持稳定和平衡的能力，腰椎压缩性骨折背伸练功自动复位和股骨干骨折依靠肌肉内在动力自动复位，正是在"骨肉相连，筋能束骨"的指导下，利用自身肌肉、韧带的力等内部信息作用到骨折断端的结果。

外部信息影响人体系统，存在着信息的流通与交换。外力对骨骼系统的影响，即根据外力的信息，骨骼不断地改建、塑造、完善其外部形态；内部结构及力学性能适应其功能需要，成为相应环境下的最优结构。无论是通过器械施力，还是通过肌肉收缩、肢体活动加力，均可将其作为信源，而把骨折端作为信宿，力学信号传递到骨折断端，使之受到应力刺激，在相应部位产生骨痂。如把骨折愈合系统看作一个黑箱，那么，通过对输入与输出信息的研究，判断黑箱内部结构，可以建立有效的控制模型。

骨骼系统是动态的，不断地变化。信息也有动态性，随时间而演化。在骨折愈合的不同阶段，断端的应力水平也发生相应的改变。中、后期是骨折端加强和改建的时期，若输出信息（骨痂）与外界客观环境内容不相符，就必须调整输入信息（应力），使输出信息最终基本适应外界环境。通过肢体的活动和负重，使骨小梁适应重力和肌肉拉力的功能需要而重新排列，从而达到最优化的结构，以满足肢体的生理功能和力学性能。

【赓续纳新】

如何才能让骨折患者尽快地恢复健康，重返工作及生活？这是一个系统性的问题，需要多方面的研究。

一、复位手法的精进与传承

尚天裕教授汲取中国各流派正骨手法的精髓，结合临床实践和现代医学知识，创立了正骨十法：手摸心会、拔伸牵引、旋转回绕、屈伸收展、成角折顶、端挤提按、夹挤分骨、摇摆触碰、对扣捏合、按摩推拿。这正骨十法包罗了骨折复位的所有操作，是我们传承人必须掌握的。尚天裕教授认为正骨手法是中西医结合治疗骨折的重要组成部分，正骨手法本身是一门技艺高超的学问，其难度绝不亚于手术治疗。尚天裕教授还整理出一套行之有效、便于年轻医师掌握的通俗易懂的歌诀，充分体现出以人为本的微创学术理念。

尚天裕教授以微创理念对正骨手法的具体实施与操作作了详尽说明，譬如：骨折整复时间要求尽早，越早越容易；骨折整复标准，对位愈好，固定愈稳定，患者也能及早进行功能锻炼，骨折才能早日愈合；整复骨折应尽可能不用全身麻醉；骨折应在明视下徒手整复并合理应用 X 线技术；骨折整复必须有一套整复方案等。

提高手法复位的技巧，将复位做到一气呵成并达到接近解剖复位的水平，这需要长期的训练才能达到。现代骨折病例的复杂性，特别是人们对骨折肢体恢复要求的提高，对完全单纯的手法复位提出了挑战，结合其他技术来辅助手法进行复位，是目前研究的热点。

据临床报道，手法复位联合其他器械复位能够提升复位的水平，尤其对关节内骨折等具有临床优势。针对复杂性桡骨远端骨折，尚天裕教授提出了金针拨骨复位技术（拉骨法、撬骨法、顶骨法、旋转法）以及器械牵引复位等，挖掘和细化器械复位的技巧。针对桡骨远端骨折块的移位方向和位置，采用不同角度的橄榄针避开重要结构进行撬拨复位，弥补了单纯手法复位的不足，并联合外固定架的牵引作用进行持续复位和维持复位，较单纯小夹板固定，该方法能够解决桡骨骨折因断端粉碎失去支撑而容易发生短缩的问题。

针对四肢骨折的复位，无论是手法复位还是手术复位，均可运用现代技术（如超声）做到可视化、精准化、个体化、可预测化，进行多模态图像配准，采用无图像导航融合技术来实现导航系统引导下高精度骨折复位。

尚天裕教授提出了手法复位、小夹板外固定的中西医结合骨折治疗方法，其中手法复位是骨折治疗的第一步，也是关键的一步。手法复位一直以来均以"手摸心会"来概言之，让很多学习者很难领会到复位的技巧和精髓，这就面临着传承困难的问题。运用现代的 3D 打印、虚拟成像、动态捕捉等技术，可以生动、形象地还原骨折复位的过程，再现复位过程中医者的手部力量、方向等，可以使语言无法描述的复位过程形象化、可视化，这无疑提升了手法复位这一核心技术的传承效率。

二、外固定器具的发展与选择

"复位，固定，功能锻炼"是骨折治疗的三部曲，传统手法复位、小夹板固定是尚天裕教授中西医结合骨折疗法的核心内容。随着时代的发展、材料的进步和对生物力学的深入研究，学术界开发了多种外固定器具，外固定器具正朝着舒适化、智能化的方向发展。

目前主要有三种外固定方法：石膏固定、支具固定和夹板固定。

1. 石膏固定

石膏固定是常用的固定方法，具有简便、适应性广、价格便宜的优点，但也具有透气性差、较为笨重的弊端。根据部位及作用不同，可分为石膏托、管形石膏、石膏夹板及躯干石膏等。其中适用于颈腰椎、肩关节的躯干石膏已极少使用，髋"人"字石膏在儿童骨折固定时仍会少量使用。石膏固定主要用于移位不明显且相对稳定的骨折，或者不能耐受手术患者的不稳定骨折，以及要求较低或伴有骨质疏松的老年患者的不稳定骨折。目前很多医院已不再使用传统石膏进行骨折固定，取而代之的是一些轻便、透气性好、操作简单、可重复使用的树脂石膏、高分子热塑板、支具等。

2. 支具固定

支具固定也已经在临床中逐步应用。支具具有方便拆卸、透气性好的特点。支具可以根据病人的手臂长度、骨折的类型等被设计成不同的形态。支具可以做到有效固定，也可以根据情况随时调整，部分支具尚可以根据骨折的部位和类型调整角度和位置，以避免限制关节活动。

3. 夹板固定

夹板固定是中西医结合治疗骨折最具代表性的技术。该固定方法根据肢体动态平衡原理，从肢体功能出发，通过布带对夹板的约束力，纸压垫对骨折端防止或矫正成角畸形和侧方移位的效应力，并充分利用肢体肌肉收缩活动时所产生的内在动力，可恢复肢体内部平衡，是一种具有能动性的固定方式。夹板固定的前提是保证骨折良好的复位，其材料包括夹板（柳木板、竹板、杉树皮、纸板等）、布带和纸压垫，再配合技巧性的绑扎技术，从而完成对骨折的固定。夹板固定能够在肌肉运动中借助骨折周围的韧带、筋膜和肌腱的牵拉力，使骨折保持对位或纠正残余移位，同时能促进肿胀消退，并根据情况随时调整夹板的松紧度。

急性损伤造成的骨折，患肢多有肿胀，如果用石膏固定，在肢体肿胀消退后容易失效，也不能及时调整，而支具、夹板可以及时、有效地调整松紧度，促进肿胀消退，并维持骨折复位状态。从便于操作的角度来看，支具和夹板使用方便，节约时间，质轻，与石膏固定相比更易被患者接受。但是夹板固定需及时调整松紧度，这需要患者或家属掌握一定的护理知识。

随着化工材料技术及分子材料技术的发展，很多学者设计了多种新型夹板，如负压夹板、泡沫式夹板、卷式夹板、充气夹板、3D打印夹板等，以适应临床的需要。

负压夹板采用高密度细纤维丙纶布做内囊，填充高密度圆形聚苯乙烯颗粒，采用高强度耐磨PVC复合布材料做外罩，电脑制版，热压成型，具有重量轻、塑形快、佩戴及操作方便、固定效果好、防静电、修复方便、安全性高、人体皮肤无任何过敏反应等优势。

泡沫式夹板是以多异氰酸酯、表面活性剂、催化剂和填料为原料，灌入棉织塑形袋中，置于病变部位进行塑形，制成符合患者肢体外形特征的夹板。泡沫式夹板的质量为石膏的30%~50%，强度为石膏的3~4倍，且具有X线透过率高、透气性好、吸水率低、固定及拆卸方便等优点。

卷式夹板由软铝板和泡沫塑料制作而成，采用布带捆扎的固定方式，具有固定可靠、使用和携带方便等特点。

充气夹板是一种便携式夹板，体积小，可折叠，以尼龙搭扣黏合，充气后即可起到可靠的固定效果。同时还可起到压迫止血的作用。

3D 打印技术近年来广泛应用于临床中。人们根据患者的骨折类型、肢体肿胀程度等，设计出个性化的 3D 打印夹板。3D 打印夹板具有贴敷性好、适应性高、舒适性强的特点。但是 3D 打印夹板需要根据患者的 CT 数据，配备专门的 3D 打印机，且制作过程需要一定的时间，就临床的可操作性而言具有一定的弊端。

以上各种固定夹板均具有一定的优势和特色，但尚未在临床中大规模推广使用，如何将这些不同材料的夹板的优势进行整合，设计出更加适宜的夹板，是我们应该思考的课题。

外固定支架技术，也获得国内外诸多学者的研究和推崇。外固定支架是一种由不锈钢、铝合金以及钛合金制作而成的外固定器，能够完成骨折的有效复位并增加断端应力刺激作用。外固定支架技术能维持骨折端牵引，有效地防止骨折再移位和短缩，从而克服了石膏外固定的缺点，是一种间接复位，但能牢固固定的技术。它不压迫周围软组织，对骨折局部血肿及骨膜损伤小，又最大限度地保留了骨折端的血运，术后恢复快，符合骨折现代治疗的 BO 原则。组合式外固定支架大多数零件互换后可进行重新组合，对患肢断面剪力具有互逆作用，也具有更好的通用性和灵巧性，能够更加方便、快捷、有效地对骨折进行固定。

结合中医"欲合先离，离而复合"和"制器以正之，用辅手法之所不逮"的思想，通过规范外固定器械，使固定器械的复位和固定兼容化，器械应用安全化，人们设计出了诸如中医正骨多维外固定器、桡骨远端骨折组合式外固定架等，方便临床应用，具有辅助复位的优势，并获得了良好的生物力学测试参数。

三、促进骨折愈合的方法与技术

中药治疗骨折是我国人民在几千年来的临床使用中总结出来的宝贵经验，中药不仅消肿止痛效果好，在促进骨折愈合方面也具有很好的疗效。治疗骨折的中药一般分为活血化瘀类、消肿止痛类和续筋接骨类，单味药主要有丹参、川芎、自然铜、骨碎补、续断、积雪草、牛膝、土鳖虫、杜仲等，复方多为活血化瘀剂，常用的有七厘散、龙血竭片、接骨七厘片、接骨丹、三七活血丸、益气活血汤、三花接骨散等。外敷中药能够促进局部血肿吸收与消散，促进新生的真皮层和瘢痕组织真皮层中毛细血管、淋巴管的形成，改善创面或局部血液循环，有助于骨内外膜中的成骨细胞的增生、分化，加快骨折愈合和软组织修复。

中药通过调控骨生长因子、改善血液循环、促进骨折部位骨基质钙盐沉积及胶原的合成，在提高成骨细胞活性、骨痂质量和微量元素的含量，促进生长激素分泌等方面发挥了较为突出的作用。中药促进骨折愈合通过多途径、多靶点交叉发挥作用，从分子机制等方面进行研究具有广阔的空间。

除了使用中药促进骨折愈合以外，目前临床上用于促进骨折愈合的方法主要包括骨移植、物理辅助性疗法、人源重组骨形成蛋白（recombinant human bone morphogenetic protein，rhBMP）的局部注射、全身注射甲状旁腺激素以及干细胞治疗等。

骨移植是治疗骨折不愈合的金标准，但目前仍存在骨折难以愈合的状况，因此，日后应研究出新的、更有效的方法，以提高骨折的愈合率，减轻患者的痛苦，降低治疗成本。

物理辅助性疗法包括低强度超声波、电磁场刺激、中频脉冲法、体外冲击波、红外线灯照射、激光治疗等。这些物理疗法能够缩短骨折愈合时间，提高治疗的成功率，降低治疗成本，且物理治疗可与中药、西药、康复训练、手术治疗等相结合，发挥协同治疗效果，加快骨折愈合的进度。rhBMP 可促进间充质干细胞（mesenchymal stem cells，MSCs）向成骨细胞、软骨细胞谱系分化，诱导软骨细胞肥大，促进骨痂重塑，是用于骨折不愈合、脊柱融合等的最有效的生长因子。

尚天裕教授阐明了中西医结合治疗骨折所深蕴的科学道理，现代科学技术的发展对尚天裕教授既往提出的技术和思想进行了补充，但整体来说仍应遵从尚天裕教授提出的原则，将现代技术为中西医结合治疗骨折所用，从而促进中国接骨学的发展。

【传承心悟】

国外学者提出，通过控制围手术期应激反应可以有效帮助患者改善预后，加速康复外科理念由此产生。

加速康复外科理念，是指在围手术期采用一系列优化的治疗措施，以减少围手术期的应激反应，从而达到加速患者术后康复目的的理念。随着社会的发展，近些年加速康复外科理念越来越受到学术界的关注和重视，而通过查阅文献和学习总结尚天裕教授的学术思想，笔者发现尚天裕教授的学术思想内涵与加速康复外科理念相一致。尚天裕教授在几十年前就提出了"应积极地创造条件，让其尽快地恢复接近正常人的生活"的观点，积极倡导综合运用中、西医的多种技术和方法为患者减轻肿痛，促进骨折愈合，助其快速康复，并进行了相应的科学研究。

加速康复外科理念可降低术后并发症，减轻患者心理负担，缩短住院时间，减少住院费用，从而促进患者术后快速恢复。加速康复外科理念包括术前宣教、心理康复、有效镇痛、早期活动、快速恢复、饮食指导和出院随访等。

尚天裕教授在中西医结合治疗骨折的原则中提到了"医患合作"，强调在骨折治疗过程中应充分调动患者的积极性来促进骨折的治疗与康复，但是想要切实地提升患者的积极性，必然也要对患者进行有效的宣教、心理指导等，只有这样才能消除患者的疑虑和恐惧，患者才有可能积极地配合治疗和康复。此项工作应贯穿治疗的整个过程。术前应与患者进行一对一访谈，了解其心理状态，介绍手术的安全性和术后康复中可能存在的不良因素及其影响，对患者的表现和心理活动表示理解与安慰，向其告知手术的简要过程。在此过程中应特别注意的是，对于部分老年人尤其是知识水平不高的患者，应积极地向患者家属告知手术的利弊和风险，由家属和医生共同改善患者的不良情绪。

一、多模式镇痛下手法复位技巧的临床应用

肢体功能的良好恢复需依赖充分镇痛下的功能锻炼。有效的围手术期镇痛，既能减轻患者的主观疼痛感受，同时也是患者进行主动功能锻炼的前提，而患者对主动功能锻炼的依从性是肢体功能早日恢复的关键。传统的镇痛观念认为患者术后疼痛是不可避免的，术后仅给予患者常规的单一镇痛治疗，从而使患者在剧烈疼痛下不愿进行主动锻炼，这不利于患肢功能的恢复。显然传统的镇痛观念已不能满足患者早期康复的要求。

疼痛是各种疼痛刺激因子通过不同途径作用于不同层面的靶位的结果，因此，加速康复外科理念提倡使用多种镇痛药物，通过多种途径联合镇痛，即多模式镇痛，从而取得更好的镇痛效果。多模式镇痛使得各种药物的作用机制互补，镇痛药

物的不良反应相对减少，是目前围手术期镇痛模式的发展方向。同时，加速康复外科理念也提倡超前镇痛。超前镇痛是指在手术或疼痛刺激发生之前采取一系列镇痛措施，从而减轻术后的疼痛反应。目前，临床上常用非甾体类消炎止痛药，如双氯芬酸钠肠溶片、艾瑞昔布片等进行超前镇痛。

单一镇痛模式的不良反应较重，往往无法满足患者的镇痛预期，所以加速康复外科理念强调的多模式镇痛方式，已成为临床上围手术期镇痛的重要手段，并已在临床应用中获得确切疗效。

目前关于口服非甾体类药物、中枢镇痛药物，术中使用的鸡尾酒镇痛，以及所倡导的超前镇痛和多模式镇痛，在创伤骨折领域的研究相对较少。减轻骨折手法复位过程中、内固定手术后、康复训练过程中的疼痛问题，具有切实的临床意义。

骨折手法复位过程中的疼痛刺激，可能会导致患者心慌、胸闷、头晕、恶心、呕吐等，制约了患者的配合程度，甚至会诱发高血压、冠心病、心绞痛等基础疾病，使得手法复位的效果大打折扣，甚至使患者不得已转为手术治疗。

那么，骨折手法复位前如何进行镇痛呢？首先，关节腔或骨折断端的局部麻醉是一直以来被采用的镇痛方法，该方法在注射前可对局部的积血进行穿刺抽吸，能够减轻局部的肿胀和压力。但该方法存在麻醉不彻底、镇痛不充分的弊端，且具体的注射部位、解剖层次等均未形成规范性的操作方案。镇痛效果较为优良的是近端神经阻滞。联合超声引导下的神经阻滞，可以快速地达到止痛目的，具有操作简单、定位准确的特点，适合在门急诊操作。

对骨折手术患者来说，在术前、术后进行镇痛具有迫切的需求性和一定的必要性。由于在手术前患者常需要被动改变体位而产生剧烈的疼痛，疼痛的刺激增加了患者的痛苦和不良事件的发生率。这种情况下更应该联合麻醉科、疼痛科、老年内科等，对患者进行术前健康状况评估，确定合理、多样、个性化的镇痛方案，并应定时对患者的疼痛情况进行评估，实施多模式镇痛、程序化减痛护理，术后换药时，操作应轻柔，以减少刺激，遵医嘱合理应用止痛药物，并进行心理放松、转移注意力等指导。

在提倡多模式镇痛的情况下，提升医生的骨折手法复位技巧，是能够减轻患者疼痛、肿胀，避免二次损伤的关键。手摸心会是中医骨伤科的特色，很多老专家的一双手就像 X 线一样灵敏，可以快速地完成手法复位操作并获得良好的复位效果，这样才不会让患者感受到疼痛，从而达到"法施骤然人不知，患者知痛骨已拢"的境界。

随着现代骨科技术的发展，更多的医生会建议骨折患者进行手术治疗，使得骨折手法复位外固定在临床中的应用越来越少，很多年轻医生可能只熟悉桡骨远端骨折的手法复位，对于踝关节骨折、跟骨骨折、四肢简单的骨干骨折等的手法复位较为陌生，久而久之这些具有中医骨伤传统特色的技术可能面临消失的窘境，因此在手法复位的传承上仍有很多工作要做。

人工智能是近两年发展较为迅速的技术，可以说在生活、工作中无处不在。合理引入人工智能技术，将其应用于骨折手法复位的研究中，创新性发明智能化的骨折复位分析系统以及智能复位的器械和工具，或许是我们应该进行认真思考和努力实施的方向。

总之，骨折治疗过程中的疼痛是我们应该持续关注和研究的课题，结合现代科学技术进行多模式的镇痛具有更为实际的临床意义，值得我们传承人员进行深入的研究和探索。

二、加速康复外科理念下的中医适宜技术的应用研究

中医以"整体观念""辨证论治"为指导思想，在预防、治疗、保健、康复等方面具有特色和优势。中医适宜技术包括中药内服、外用，针刺，灸法，推拿按摩，刮痧，拔罐，耳穴压豆，以及针刀、铍针等，其细分门类丰富。中医的特色技术具有种类多样、应用范围广、安全无副作用的特点，在临床中更易为患者接受。

加速康复外科理念与微创技术、术后镇痛、早期康复等相融合，与我国的临床实际相结合，具有中医特色的适宜技术在该理念下不断发展，在患者的康复中起到显著的效果。在骨科围手术期尤其是骨折术后，根据患者具体情况加入中医适宜技

术，可有效降低手术应激反应，减少术后并发症，加快患者的康复速度，这符合加速康复外科理念。因此，如何将中医特色的适宜技术充分应用于现代临床康复理念中，并进行相应的科学研究，这将是我们传承人员应该考虑的研究方向。

中医适宜技术可应用于骨折围手术期并发症的预防。骨折围手术期可能出现恶心、呕吐、食欲减退等胃肠道反应和紧张、焦虑、失眠等并发症，中药、针灸、耳针等治疗在预防并发症方面具有独特的优势。

围手术期的肢体肿胀、疼痛、贫血、血栓形成等都是干扰患者康复的因素，应针对不同症状，辨证求因，审因论治，利用中药活血化瘀、通阳利湿、行气利水等，以消除疼痛、肿胀，减少出血，提高血红蛋白含量。骨折后出现骨质疏松、延迟愈合等，可以通过中药来续筋接骨、补肾壮骨，以促进骨折愈合和骨痂生长。中医推拿可以舒筋活络、理筋调筋，对于防止粘连、促进关节功能恢复具有积极意义。以上这些都是中医技术的适宜范围。

然而，目前中医适宜技术在骨折围手术期的应用方面仍存在很多的问题和不足。如在中医适宜技术方法简单、操作安全的框架下，临床上存在适应证掌握不严、病症时机掌握不当等滥用现象，在规范技术的合理应用方面也面临一大难题。另外，适宜技术在骨折术后、骨折康复期的适应证选择上也值得探讨，操作的技术规范化有待进一步完善。

总之，在中医辨证论治思想的指导下，合理利用中医适宜技术，最大限度发挥其在加速康复外科领域的优势和疗效，是我们中医骨伤科学术界同道应该努力的方向。

（秦伟凯）

第二章　动静结合，骨骼应力的生物性能

肢体是人体的运动器官，其生理功能就是活动；骨骼是人体的支架，是活动中的杠杆，接受应力及负重是其生物性能。任何违反肢体生理功能和剥夺骨骼生物性能的措施都是有害的。

——尚天裕

【古今医论】

尚天裕教授在总结前人经验的基础上，从骨折的生理、病理、生化、生物力学多方面进行研究，提出了以内因为主导的"动静结合"（固定与活动相结合）、"筋骨并重"（骨折愈合与功能恢复同时并进）、"内外兼治"（局部治疗与整体治疗兼顾）、"医患配合"（医疗措施与患者的主观能动性密切配合）的骨折治疗新原则。在具体措施上，只固定骨折局部，不包括上下关节，固定后的肢体能活动，即"静中有动""动中有静"，鼓励有利的动，限制不利的动。全身、四肢和骨折断端都要动静结合。这是"动与静""筋与骨"的完美结合，是中西医结合治疗骨折的根本大法。

一、中医学的动静观

在《五十二病方》中不但有"诸伤""伤痉"等病名的记载，而且有"伤者……以陈温傅之"的局部包扎固定。西汉时期的《导引图》中有锻炼腰背肌及关节功能的导引练功疗法，对骨伤科的治疗有深远影响。

骨骼、关节、筋、肌肉是骨伤科的主要组织概念，《黄帝内经》对其构造、解剖形态及命名进行了记载，并且对其功能进行了描述，如"骨为干""筋为刚"（《灵枢·经脉》），"骨属屈伸"（《灵枢·决气》），"宗筋主束骨而利机关也"（《素问·痿论》），"诸筋者，皆属于节"（《素问·五脏生成论》）。这些论述说明古人已认识到肌肉、筋是一定的动力来源，骨骼在人体有支架、杠杆的力学作用，这为后来骨折的治疗及动静结合原则的确立奠定了理论基础。

固定是骨折愈合所必需的，然而固定是非自然的，功能活动才是自然的。对此，《吕氏春秋·尽数》中说："流水不腐，户枢不蠹，动也。形不动则精不流，精不流则气郁。"这种重视功能运动、导引练功的防治思想，虽然没有从微观上观察骨折愈合过程中的细胞生物学变化和认识到骨折断端压力对骨折愈合的影响，但是从宏观上形成了"形不动则精不流"的思想观点。尤其是对骨折的治疗，无论是当时的包扎固定法还是后世发展起来的夹板固定法，始终为其重视运动的思想观点所主宰。葛洪在《肘后备急方》中首次推荐了竹板固定法。这种局部外固定方法为骨折治疗期间进行功能锻炼创造了良好条件，有利于骨折愈合和骨重建，从而开拓了骨折小夹板外固定疗法的历史。

应力和运动有利于新生骨组织的重建，并能迅速加强其力学强度，所以任何减少活动的疗法都是非生理性的。我国第一部骨伤科专著《仙授理伤续断秘方》，不仅提出不包括关节的夹板固定法和可以使关节屈伸活动的绢布包扎关节固定法，而且还倡导"凡曲转（关节）……将绢片包之，后时时运动，盖曲则得伸，得伸则不得屈，或屈或伸，时时为之方可"。通过屈伸关节运动，使肌肉进行接近生理状态的舒缩，骨折断端保持压应力和微动，加快了桥梁骨痂的形成和塑形改造的速度。同时，肌肉间断和反复地收缩活动，对血液循环产生"水泵作用"，促进了软组织和骨内的微循环，使血流量及血管分布显著增加，"便生气血，以接骨耳"。这种来自实践的骨折固定与练功活动相辅相成的治疗方法，是"形不动则精不流"治疗观在骨折固定疗法上的具体体现，奠定了骨折治疗"动静结合"的基础。

骨折愈合是一个复杂的生物学和生物力学的变化过程，虽然《仙授理伤续断秘方》没有关于这方面的详细记载，但在其治疗方法上已寓意其中，以后的《圣济总录》《世医得效方》《永类钤方》等在固定方法、固定与运动相结合的治疗原则上多宗蔺道人的思想。《圣济总录》明确提出四肢的运动功能必须依靠筋肉和骨骼的"联续缠固"。危亦林对于肘关节复位固定后，提出"不可放定，或时又用拽屈拽直"，对于治疗膝关节，指出"服药后，时时用屈直，不可放定"，强调固定后必须适当活动。胡廷光在《伤科汇纂》中强调"外用夹缚宽紧如法，用带兜其手臂悬于项下，肘腕须时常伸屈，否则久则筋强，难以屈伸"。赵廷海在《救伤秘旨》中指出："夫两手腕骨断，以夹后不可时常兜挂项下，要时常屈伸，坐则令其舒于几案之上，或屈或伸。卧则令其舒于床席之间，时上时下，三日后，即其折转，上过于脑，又反身转于背上，济济习试，方是活动归原。"这些无不是动静结合治疗观的具体体现。

二、垫枕练功法治疗脊椎压缩性骨折中西论

元代危亦林首次记载了脊椎骨折的复位法，《世医得效方》云："凡脊骨不可用手整顿，须用软绳从脚吊起，坠下身，其骨自归窠，未直则未归窠，须要坠下，待其骨直归窠，然后用大桑皮一片放在背皮上，杉树皮两三片安在桑皮上，用软物缠夹定，莫令屈，用药治之。"危氏认为脊椎骨折单纯以手法整复是不可能的，因而创造性地提出了悬吊牵引复位法及用杉树皮夹板外固定，且提到不要前屈等注意事项。危氏悬吊牵引复位法，"未直则未归窠"的过伸复位原则，是世界医学

史上的创举，明清时期的多种过伸复位法，都是在危氏的启发下产生的。

元代李仲南《永类钤方》记载了俯卧双踝拔伸法治疗胸腰椎压缩性骨折。明代《回回药方》云"项圈骨脱离本处者，……脊梁骨脱出者，……腰下骨脱出者"，对脊椎损伤中脱位分别论治。《回回药方》所叙治疗方法与《永类钤方》相类似，即牵引过伸加手法按压整顿，这与危氏强调不用手法，只用悬吊牵引略有不同。

到了清代，钱秀昌《伤科补要》、胡廷光《伤科汇纂》等书对脊椎骨折的治法和治疗脊椎骨折的器械的论述已较为完善。《伤科汇纂》还首次将脊椎骨折分为"突出"和"陷入"两种类型。胡廷光推荐以"腹部枕缺法"治疗伸直型脊椎骨折。吴谦等编写的《医宗金鉴》总结和发展了前人的经验，对脊椎骨折的治疗倡用"攀索叠砖法"，该方法是令患者双手攀拉高处的两个绳环，双足下各叠砖三块，医者扶住患者腰部，一助手将患者足踏之砖除去，"仍令直身挺胸，如此者之其足着地"。《医宗金鉴·正骨心法要旨》认为该法有行气活血祛瘀的作用，能使骨折复位。运用"攀索叠砖法"时，患者悬空后，则脊柱呈过伸位，腹压增加，胸廓因张力扩大而呈挺胸状，且双上肢的拉力带动了胸大肌、大小圆肌、肋间肌、斜方肌、背阔肌、棘肌的运动。这些肌肉的运动，是对称性的同时动作，兼之脊柱的过伸，确可使脊椎骨折得到复位，软组织撕裂伤、挫伤所致的局部瘀血充分消散，可见这是符合生物力学原理的复位法。《医宗金鉴·正骨心法要旨》强调"攀索叠砖法"后"但直仰睡，不可俯卧侧眠，腰下以枕垫之，勿令左右移动"，并且介绍了通木固定法，推荐危氏的保持脊柱过伸的固定法，并强调内外用药调之。

在西方，直到 1927 年，Davis 才应用了和危亦林相同的"悬吊复位法"，而后 Bohler 和 Watson-Jones 等对胸腰椎屈曲型压缩性骨折也主张早期快速过伸复位，提出了石膏背心固定和腰背肌锻炼疗法，其原理与危氏和《医宗金鉴·正骨心法要旨》所述原理类似。但整复时快速过伸、机械暴力，且该法仅适用于稳定性单纯压缩性骨折。

1949 年 Nicoll 首先改变所有脊椎骨折均需复位和固定的传统观念，提出功能疗法治疗稳定性胸腰椎压缩性骨折，强调练功不复位，他认为这段骨折不易获得完全复位，即使复位也不易维持，因此，在他观察的病例中，效果好的患者是没有复位的，且均有遗留的下腰痛之后遗症，此症在骨折平面较少见。由于骨折畸形愈合，势必有后凸畸形，腰椎生理前突增加，以补偿骨折部位之畸形，这样就使腰骶酸痛加重，所以 Herberf 主张改用石膏背心固定，保持腰椎生理前突角度，以防止畸形愈合和不稳定，固定 12～14 周，然后改换腰围固定 2 个月，根据 Young 统计，此疗法后近 20% 患者没有后遗腰痛症，但 20% 患者有不同程度的功能丧失。

手术治疗方面，一度被认为脊椎压缩性骨折标准手术的椎板减压术亦面临着许多新问题，人们愈来愈认识到脊髓压迫来源于前方，且手术增加脊柱的不稳定性，容易导致畸形，加重神经症状。

鉴于此，尚天裕教授在动静结合原则的指导下，提出要使压缩骨折复位，必须使压缩椎体在依靠自身的修复能力恢复原来形状的缓慢过程中，始终营造一个能够使被压缩椎体恢复正常的复位条件。暴力手法可加重肌肉、血管、软组织损伤，长期石膏固定可使肌肉、血管、软组织萎缩僵化，且骨折愈合慢，功能恢复差，并发症严重。脊椎骨折患者只要保持一定范围内的姿势，加强功能锻炼，可使骨折局部增加应力刺激，促进血液循环，消除肿胀，这样就能给骨折愈合创造良好条件。

经过多年临床摸索，尚天裕教授总结出的垫枕练功这一有效的治疗方法，利用躯干重力和杠杆原理使脊柱保持持续稳定的背伸，循序渐进的"自身整复"，以背伸肌为主动，通过被拉紧的前纵韧带和椎间盘纤维环张力，使压缩椎体张开，骨折畸形得以矫正，促使骨折逐渐愈合，充填坚固，背伸肌力不断加强，促进椎板衔接，甚至能整复脱位，解除脊髓压迫。经几十年的临床实践证明，这种方法应用于稳定、不稳定及不全瘫痪患者，具有病程短、疗效好、后遗症少、方法简便、可靠的优点，临床优良率达 97.6%。

三、椎体成形术治疗骨质疏松性胸腰椎压缩性骨折

2017 年，国际骨质疏松基金会发布报道指出，在全世界年龄超过 50 岁的人群中，骨质疏松脆性骨折的发病风险为 30% ~ 50%。骨质疏松性椎体压缩性骨折是常见的骨质疏松性骨折类型之一，骨质疏松症会引起脊柱椎体骨强度不同程度的降低，患者可在轻微外伤或无外伤的情况下发生椎体高度降低。骨质疏松性椎体压缩性骨折与年龄呈现出明显相关性，随着年龄增加，特别是绝经后女性，患病率逐渐升高，60 ~ 69 岁女性的患病率为 22.6%，80 岁以上女性的患病率高达 58.1%。

骨质疏松性椎体压缩性骨折节段常见于胸腰椎，可导致患者出现严重临床症状，包括腰背疼痛、脊柱畸形、活动能力下降、肺功能下降以及神经功能障碍等，严重影响患者的生活质量。

经皮椎体成形术（percutaneous vertebro plasty，PVP）和经皮椎体后凸成形术（percutaneous kypho plasty，PKP），目的在于加固骨折椎体，增大椎体强度，并尽可能恢复椎体高度。PVP 可在透视影像的引导下，通过微创通道将骨水泥注入骨质坍塌的椎体，从而缓解疼痛并增加椎体稳定性。PKP 则是在注射骨水泥之前，通过球囊扩张来恢复椎体高度。PVP 和 PKP 较传统切开手术具有明显优势，大量临床研究结果表明，PVP

和 PKP 术后均可以迅速强化椎体，提高椎体稳定性，缓解伤椎局部疼痛，减少脊柱畸形，同时保留躯体活动度。

但也有研究证实，PVP 虽然可达到稳定骨折、恢复椎体力学强度、防止椎体进一步压缩和缓解疼痛的目的，但是，骨水泥渗漏、相邻椎体再骨折、后凸畸形纠正困难等缺陷依然存在，其中骨水泥渗漏是经皮椎体成形术中较为常见的并发症。

与此同时，单纯手术治疗后患者存在较高的病变椎体和邻近椎体再骨折风险，这会影响患者手术治疗的效果。有研究者指出，由于术中注入骨水泥会增加病变椎体的硬度，导致机体在活动尤其是向前弯曲时，邻近椎体的应变力升高，故 PVP 术后患者的继发性椎体骨折比例明显增加。另外，PKP 还会导致椎体高度丢失。

【接骨漫话】

一、动静结合与气血流通

"或屈或伸，时时为之方可"（《仙授理伤续断秘方》），也就是说，骨折复位固定后，患者仍须保持肢体的适当活动，以促进气血流通。"或因跌扑闪失，以致骨缝开错，气血郁滞，为肿为痛，宜用按摩之法，按其经络以通郁闭之气，摩其壅聚，以散瘀结之肿，其患可愈。"

脊柱的动与静，离不开筋与骨。筋具有约束骨骼、连接关节、主司关节活动的作用。《灵枢·经脉》曰："骨为干，筋为刚。"筋束骨，骨张筋，筋依赖骨的支撑和承载，骨需要筋的约束和伸缩，筋、骨互相协作以进行正常生理活动。在生理状态下筋与骨处于动态平衡，若平衡遭到破坏，易形成筋骨失衡的病理状态。生理上筋、骨相互为用，病理上筋、骨相互影响。《难经》曰："四损损于筋，筋缓不能自收持；五损损于骨，骨痿不能起于床。"脊柱的生理活动和稳定性，依靠椎体、椎间盘、关节突关节、肌肉、韧带等维持。脊椎压缩性骨折后，筋骨失衡，气血阻滞。在"动静结合，筋骨并重"理念指导下治疗脊椎压缩性骨折，不能单纯重视骨折复位，同时要重视筋膜、韧带、肌肉等软组织，应筋骨同治。

现代医学也非常重视肌肉收缩对血液循环的影响。肌肉收缩时肌肉间隙的压力升高，静脉血管挤压，血液回流加速，对降低下垂肢体的静脉压、减少血液淤滞具有重要意义。因此，称骨骼肌的节律收缩对血液循环有"辅助泵的作用"。肢体本身就是运动器官。当前国内外治疗骨折均强调运动的作用，以减少骨折的并发症。动静结合治疗骨折，具有许多优势：可减少骨质疏松、关节强直等骨折并发症；可实现生物力学上血液循环良好的骨折周围环境；可带来接近正常水平的肌肉活动，在肢体上形成良好的循环，增加毛细血管压差度，使血运充分；可维持适当的化学环境，增强代谢。此外，肢体肌肉活动使骨折断端产生机械性刺激，骨折附近温度上升、应力变化，都可诱发血管向骨折部侵入，以加速骨折愈合。

二、应力状态与骨折愈合

骨折愈合是一个极其复杂的过程，受到许多因素的影响，其中生物力学的影响最大。不同的固定方式可使骨折端产生不同的力学环境，形成不同方式的愈合，所以，在选择骨折的固定方法时，应遵循生物力学的原则，以维持骨的生理状态和力学环境，保护骨的血运。

由于人体脊柱的椎体承受较高的压缩载荷，应力会作用于椎体的上终板结构，并由该结构依次传递到皮质骨、松质骨，最终到椎体的下终板结构，因此胸腰段椎体压缩性骨折最初位于皮质骨，若椎体所受到的压缩载荷持续升高，则可能导致松质骨骨折。

骨质疏松性胸腰段椎体压缩性骨折患者伴有骨质疏松症，机体骨密度下降，骨质的强度和对应力的承受能力不足，此时应力载荷在椎体内的传导过程中，骨小梁结构的稳定性较差，易于破碎，待骨质疏松程度加重，较小的应力载荷同样会引发胸腰段椎体压缩性骨折。骨质疏松性胸腰段椎体压缩性骨折后会引发病变椎体周边局部腰背疼痛和椎体活动受限，若没有给予有效的治疗，则病变椎体会慢性塌陷，导致患者的脊柱后凸畸形更为严重，加重对神经的压迫，甚至会影响患者的消化系统和呼吸系统。

应力可以控制骨的生长、发育、萎缩、消退。但是，由固定物与骨这两种不同弹性模量的材料组合的结构受载后，弹性模量高的材料将承受较多的载荷，从而保护具有较低弹性模量的材料，使后者少承受或不承受载荷。骨折断端的应力状态与骨折固定周围力学环境的生物力学不相容，这将导致骨折愈合过程中的应力遮挡现象发生。

临床治疗骨折时，采用弹性模量高的钢板进行加压固定固然可以获得解剖对位，但是，当骨和接骨板复合体承受纵压载荷时，钢板和骨各自所受的载荷与其自身刚度大小成正比。钢板越坚硬，固定越牢固，应力遮挡作用就越强，Woo 和Uhthoff 的临床试验及基础实验结果证实了这一点。

钢板固定使骨折端活动度变小，如纵轴压缩载荷均被钢板所承受，骨折断端受不到应力刺激，断骨也就不发生变形，骨膜的成骨活动受到限制，不能形成外骨痂。同样，在双骨干骨折中，常发生一骨愈合而另一骨未愈合或迟缓愈合，这也是由于愈合骨承受了患肢全部应力，使另一骨长期处于低应力环境之中。

骨骼由于缺少应力的作用，骨的改建也会受到影响，骨形成与骨吸收不再处于一个平衡状态，骨吸收超过骨形成，从而产生骨质疏松，使骨的强度明显减弱，取出内固定物后也容易再发生骨折，有报道称其发生率超过20%。

骨在内固定下发生的微细变化及力学性能的改变，提示人们在选择骨折固定方法时应遵循骨修复过程中的生物力学原理，即充分利用功能情况下的力学状态去控制骨修复，而不要去干扰，甚至破坏骨应承受的力学状态。

然而，并非所有应力都能刺激骨痂形成。目前认为纵向载荷产生的压缩应力对骨折愈合有利，而剪切和扭转载荷产生的剪应力对骨折愈合不利，旋转性不稳定极易造成骨折不愈合，要获得良好的愈合，除纯粹的压力外，应消除断端剪应力和扭力。

【赓续纳新】

一、垫枕练功法联合椎体后凸成形术

垫枕练功法，是一种将垫枕复位同腰背肌功能训练相互结合的复位治疗方法。该方法利用一定高度的垫枕控制患者病变局部处于过伸位，由于垫枕的高度和垫枕时间均可控，该复位方法具有更好的规范性，其已经被证实可用于治疗骨质疏松性椎体压缩性骨折，可改善患者病变椎体的高度，矫正脊柱的后凸畸形。但是单纯应用该治疗方法的治疗时间较长，康复速度慢，患者通常难以长时间坚持，依从性不佳。有研究发现，手法复位联合椎体后凸成形术同单纯椎体后凸成形术治疗相比，可显著降低骨质疏松性胸腰段椎体压缩性骨折患者术后 3 个月的疼痛程度，改善腰椎功能和椎体压缩状况。

以患者的责任椎体后凸处为中心，在椎体下方放置一长 40 cm、宽 15 cm 的弧形木棉垫枕，确保垫枕的硬度适宜，初始高度设置为 5 cm，待患者适应 12 小时后可按照其体重和耐受度逐渐升高垫枕高度，保持患者的脊柱逐渐处于过伸位，24～72 小时使高度保持在 10～15 cm。垫枕治疗的同时指导患者采用"五点支撑法"开展腰背肌功能训练，训练过程中患者保持仰卧位，以头部、两肘部和两个足跟共 5 个点将全身支撑住，保持其背部处于悬空后伸的状态。治疗过程中定期进行影像学检查，按照 X 线片中患者椎体的复位情况选择手术治疗时机。

二、经皮椎体后凸成形术临床操作

患者俯卧位，使腹部及会阴部悬空，以保持脊柱过伸位，C 型臂 X 线透视定位责任椎体椎弓根体表投影处并标记。常规消毒铺巾，采用双侧经椎弓根入路，以穿刺点为中心，用 1% 利多卡因注射液做皮下至关节突关节局部浸润麻醉，穿刺针在 C 型臂 X 线透视下通过责任椎体椎弓根进入椎体，深度达椎体后缘，穿刺成功后取出针芯，放入导丝，沿穿刺方向建立工作通道，用骨钻刺入椎体前中部，透视见通道远端位于椎体中线旁前中 1/3，取出骨钻，导针探查无破出，双侧置入球囊。

C 型臂 X 线透视下，用高压注射器缓慢注入造影剂使球囊扩张，椎体高度恢复满意后抽出造影剂并退出球囊。调制高黏度骨水泥即聚甲基丙烯酸甲酯（PMMA）至"拉丝状态"，透视下缓慢注入椎体，直至骨水泥弥散至椎体边缘。若发现骨水泥渗漏则立即停止推注。透视下骨水泥弥散满意，体外骨水泥发热，间断转动套管，骨水泥完全硬化后，取出工作通道，粘贴切口，纱布覆盖，结束手术。

关于骨水泥注入剂量，一般认为，注入量占椎体体积的 15%~24% 即可达到良好的止痛效果，即为 4~6 ml，胸腰段椎体需骨水泥约 4 ml，下腰段椎体需骨水泥约 6 ml。骨水泥灌注剂量应根据椎体大小、骨折类型和压缩程度而定，以填充骨折空腔并弥散至周围骨小梁为宜，过度增加骨水泥注射量，可能增加骨水泥渗漏及再骨折的风险，且对远期疗效改善作用有限。灌注的骨水泥在伤椎内弥散程度越均衡，手术镇痛效果越好。

三、手术导航定位机器人辅助下的靶向穿刺

智能骨科机器人系统的应用，提高了脊柱手术穿刺的精确度与安全性，有效防止了手术源性损伤的发生，降低了骨水泥渗漏的发生率。

PVP 和 PKP 作为治疗骨质疏松性椎体压缩性骨折的微创术式，可以很好地改善患者的腰腿痛症状，提高椎体稳定性。但徒手穿刺主要依赖术者的经验，部分患者因软组织分布、骨性结构等的差异，穿刺时难以一次精准抵达靶点位置，需要多次透视校正，特别是对于严重脊柱旋转畸形、椎弓根细小、椎体压缩严重等复杂病例，在机器人辅助下穿刺比徒手穿刺的成功率更高。有报道指出，机器人辅助下术者可以更好地进行靶向穿刺。

另外，穿刺时频繁调整导针，尖端在椎体内发生旋转、移动，可能损伤椎体内的微小血管，加大椎体内出血量，这对体质较差的老年患者而言，无疑增加了手术的风险。骨质疏松性椎体压缩性骨折患者随着骨量的丢失，骨的脆性增加，椎弓根的骨密度随之下降，当传统 PVP 和 PKP 手术加大内倾角时，经验较少的医生施术可能会穿破患者椎弓根内壁，将导针置入椎管内，从而损伤神经根。

Yang 等开展了一项关于机器人辅助下置钉准确性的研究，发现机器人辅助下穿破椎弓根皮质的概率为 6.2%，而徒手穿破椎弓根皮质的概率高达 26.2%。值得注意的是，骨质疏松性椎体压缩性骨折患者整体的骨密度偏低，仅凭手感穿刺可能会加重对骨性结构稳定性的破坏，造成椎体进一步塌陷，不利于恢复椎体的最佳高度，并且导针的反复冲击可能会牵连至骨折断端导致移位，破坏椎体后壁的完整性，术后容易发生骨水泥渗漏。研究结果显示，传统透视下的骨水泥渗漏率（15.79%）远高于机器人辅助下的骨水泥渗漏率（4.7%），表明机器人辅助下能够更好地降低骨水泥渗漏的风险。

骨科手术的导航定位机器人，引领骨科手术跨入了影像实时导航技术与机器人技术结合的机器人智能辅助时代，其技术先进性体现在定位精准、适应证广和影像图像配准度高3个方面，其中机器人的临床精度可达到亚毫米级别，适应证可覆盖全节段脊柱外科手术，在医学影像配准技术方面实现了对X线、CT等二维和三维影像的兼容，并通过图像配准技术实现在骨科手术中的应用。

在组成部件方面，骨科手术导航定位机器人由主控台、机械臂、光学跟踪系统、导航定位工具包和手术计划与控制软件5个部分组成。在手术过程中，主控台通过光学跟踪系统实时监控机械臂与患者示踪器的相对位置关系，实时控制机械臂完成呼吸追踪，有效补偿患者呼吸运动造成的人体位移及手术定位精度波动，确保手术安全。这一功能对于上胸段脊柱手术具有重要意义。

对于脊柱手术而言，一方面，手术规划由医生来完成；另一方面，机器人的三维影像扫描为手术正式开始前的数据。术中患者体位可能发生变化，导致与术前CT扫描结果存在一定差别，进而影响机械臂定位的精准度。对于经验欠佳的医生来说，在机器人辅助下，也可能无法获得精准的穿刺位置。如患者体位明显改变时，重新扫描患者数据可能是较为稳妥的选择。因此，规范化的机器人技术对手术效果尤为重要，它可使不同级别的医院、不同级别的医生，能达到同质化的治疗效果，可使普通的医生能够做较高难度、较复杂的手术。有经验的医生借助机器人，能够使手术效果更加精准、安全、省力。

总体而言，骨科手术导航定位机器人辅助下的靶向穿刺治疗骨质疏松性椎体压缩性骨折，可以显著提高穿刺精准度，可减少手术中医生透视次数和时间，减少医生和患者的辐射剂量，提高操作器械的准确性，与传统手术相比具有明显的优势。

【传承心悟】

中国接骨学是从我国实际出发，按照传统理论，突出中医特色，利用现代科学技术，将中、西医之长有机地结合起来，在新的骨折治疗原则指导下，经过大量临床实践及不断总结，形成的以手法复位、局部外固定为主要特色的中西医结合骨折治疗体系，在世界创伤骨科领域拥有巨大的影响力。从中国接骨学的创新思维中，可以得到以下启示。

一、临床实践需要开放的心态与创新意识

方先之教授先后毕业于北京协和医学院和美国波士顿大

学，尚天裕教授毕业于国立西北医学院（今西安交通大学医学部、兰州大学医学部），在骨折治疗方面，两位教授都曾是切开复位内固定技术的拥护者和推广者，在面对临床难题时，他们未囿于自身的学术观点，而是积极学习中医学，并且结合自身的知识结构，创造性地发展了骨折治疗理论与方法，为提高临床疗效做出了突出的贡献。这提示我们在面临骨折复杂程度增加、患者要求提高、科研瓶颈难以突破等发展难题时，也应有这种兼收并蓄、积极创新的精神与态度。

二、中国接骨学辩证的思维方式值得学习

整体恒动辩证观是中医的灵魂，也是中华民族智慧的体现。中国接骨学对动与静、筋与骨、局部与整体、医生与患者这些矛盾对立统一的辩证处理方法，体现了医者的智慧。骨折的 3 期用药方案，更是中医恒动观在骨折治疗上的应用。随着社会环境的改变和人口老龄化程度的加剧，骨质疏松性骨折更为常见，这要求我们从整体与局部的关系出发，发挥中医药治疗的优势。

三、中国接骨学的人文情怀需要提倡

尚天裕教授指出："患者在伤前是健康的，不要把骨折患者当病人，应积极地创造条件让其早日康复，不要伤上加伤，干扰和破坏骨组织的自身修复能力，用仁慈无损伤的办法，将

骨折对位，将骨折固定，让患者在骨折治疗期间能过着接近正常人的生活，让其尽快过上正常人的生活。"

医学是以人为中心的科学，如何引导患者配合治疗，如何保护患者的自愈能力，这些都需要我们不断思考。为人民健康事业服务，是医者的初心和使命，只有怀着这样的心态，将提高疾病的治疗效果和患者的生活质量作为从事医学事业的目标，才能真正在临床上有所突破。

总之，在骨伤科治疗领域，尤其在提倡微创治疗的当下，需要今天和未来的中国骨伤科学者从临床实践找问题，向人类智慧寻方法，为人民服务求突破。

（赵　勇　焦龙兵）

第三章　夹板效应，弹性固定的技术革命

　　骨组织有强大的再生及塑形改造能力。治疗骨折时应该为患者创造有利条件，而不要伤上加伤，干扰和破坏骨组织的自身修复能力。

——尚天裕

【古今医论】

一、骨折外固定古今博览

　　我国是较早使用外固定治疗骨折的国家之一。早在春秋战国时期的《五十二病方》中就载有"伤者……以陈温（傅之）""令金伤毋痛，……裹以增藏"。"增"指麻絮，"增藏"是丝织的总称。《五十二病方》指出用麻絮及丝织品包扎固定伤肢可以止血止痛。

　　公元4世纪，葛洪在他的《肘后备急方》中首次推荐用竹板固定治疗骨折，从而开拓了中国骨科用小夹板外固定治疗骨折的历史。《外台秘要》载："《肘后》疗腕折，四肢骨破碎

及筋伤蹉跌方。烂捣生地黄，熬之，以裹折伤处，以竹简编夹裹之（《医心方》引作：破竹筒编之），令遍病上，急缚，勿令转动。一日可十度易（《医心方》引作：一日一夕，十易地黄），三日则瘥。又方：取生栝楼根，捣之，以涂损上，以重布裹之，热除痛止。"这是较早以外用药物结合夹板固定治疗骨折的方法。

唐代蔺道人在总结前人经验的基础上，对夹板的制作和应用技术做了详细的说明，他在《仙授理伤续断秘方》中云"杉木皮用水浸泡后，削成手指大片，间疏排列，用小绳捆扎三度备用""凡用杉皮，浸约如指大片，疏排令周匝，用小绳三度紧缚。三日一次如前淋洗，换涂贴药。凡夹缚，用杉木皮数片，周回紧夹缚，留开皆一缝，夹缚必三度，缚必要紧。大概看曲转处（关节）脚凹之类不可夹缚，恐后伸不得"。蔺道人明确提出了夹缚固定不宜超过关节，以免因固定影响关节的功能活动。他又指出"再如前淋洗、换药、贴裹。不可去夹，须护毋令摆动，后（候）骨生牢稳方去夹，则复如故"，强调应用夹板固定治疗骨折时，要避免因换药而影响骨折的稳定性，明确指出换药时不用除去夹板，洗药时"切不可惊动损处"，至"骨生牢稳方去夹（解除外固定）"。蔺氏的动静结合、筋骨并重、内外兼治的学术观点，对后世医家治疗骨折产生了非常深刻的影响。

宋元时期的医家继承唐代的外固定技术，选用的器材除了竹片、杉皮、杉板之外，还用了柳枝，并且用白布或桑白皮做夹板衬垫。《洪氏集验方》介绍了用大鳜胶粉末或牡蛎粉加糯米粥糊于伤肢，再加用小夹板固定。危亦林在《世医得效方》中介绍了"用大桑皮一片，放在背皮上，杉树片两三片，安在桑皮上，用软物缠定，莫令屈"的方法固定脊柱骨折。

　　明清时期的骨伤科固定技术又有了长足的进步。超关节夹板的出现，说明骨伤科外固定技术开始用于骨端或关节内骨折的治疗。在理论上，明清时期的医家对外固定治疗骨折也有新的认识，认为外固定不仅能维持骨折复位的结果，还有辅助复位的作用。《医宗金鉴·正骨心法要旨》指出："跌仆损伤，虽用手法调治，恐未尽得其宜，以致有治如未治之苦，则未可云医理之周详也。爰因身体上下正侧之象，制器以正之，用辅手法之所不逮，以冀分者复合，欹者复正，高者就其平，陷者升其位，则危证可转于安，重伤可就于轻，再施以药饵之功，更示以调养之善，则正骨之道全矣。"《普济方》记录了用"抱膝圈"固定髌骨骨折。《医宗金鉴·正骨心法要旨》则记载了"裹帘、振挺、披肩、攀索、叠砖、通木、腰柱、竹帘、杉篱、抱膝"等外固定方法。清代胡廷光对肘部骨折提出了正副夹板固定的方法，"若骨碎，或上连腰骨，或下连臂骨，须用正副夹缚""其夹须用杉木皮一大片。能容肘撑尖（鹰嘴）处，折转可动（能屈伸），其宽以患处粗细为则，其长以两边上下可缚为则，杉木皮中间对肘撑处挖一大孔，两旁另用皮纸包束其位粘定，复用纸包束其夹之两头，亦用粘定。如此，肘可屈伸，又用副夹板片，编作两截，上截两夹，缚住胳膊；下截两夹，缚住臂上，其腕间各空二分，庶合夹不相撞，屈手亦无妨"（《伤科汇纂·肘骨》）。《普济方·折伤门》对桡骨远端骨折提出"再用夹；向背一片长，托在手背后；向面一片短下，在指曲处；向大指一片短下，在高骨处，三度缚之"，这种超关节的局部固定技术既不完全固定关节，又可控制不利于骨折稳定的活动，这是骨伤科动静结合原则的范例。

中华人民共和国成立以来，小夹板局部外固定治疗骨折的方法开始进入一些中心城市的大医院。20世纪50年代末至60年代初，我国在四肢骨干骨折的治疗上取得了非常好的疗效，60年代末至70年代，用夹板固定治疗一些特殊部位的骨折获得成功，70年代末至80年代，小夹板局部外固定方法在治疗脊柱骨折、关节内骨折、陈旧性骨干骨折方面取得了新进展。

随着现代科学技术的应用，人们在夹板形状设计的改进、材料的选择、夹板及布带的力学特性、夹板固定对骨折愈合的影响、布带张力对肢体血运的影响等方面，有了一些比较深入的研究。

1963年，尚天裕等对柳木夹板局部外固定治疗骨干骨折进行了力学研究，用砝码及气囊压垫的方法测试了木板的弹性、布带的约束力与纸压垫防止或矫正畸形的有效力强度值、伤肢不同周径和固定不同时期的约束力的强度值，并对局部外固定的作用机制进行了探讨。同年，朱通伯等对小夹板绷带的松紧度也用气囊方法进行了测试。1975年，徐莘香等对两种不同形式的分骨垫治疗前臂骨折进行了数学分析和光电容积测定，证实背侧单放分骨垫与掌背侧同时放分骨垫的分骨作用基本相等，而前者对血运的阻力比后者小30%。1976年，顾云伍等测试了竹夹板受力与变形的关系，对几种毛竹的弹性模量进行了比较。1982年，尚天裕等就肌肉内在动力对中西医结合治疗股骨骨折的机制进行了探讨。他根据静态和动态平衡原理，以布带、夹板、纸压垫、牵引等装置组成一个局部外固定力学系统，通过布带对夹板的约束力、纸压垫对骨折端防止或矫正成角和侧方移位的效应力，加上必要的牵引力，保持骨折端的复位及压应力刺激。

夹板固定遵循动静结合的原则，即鼓励有益于骨折的活动，限制不利于骨折的活动。固定是以肢体能活动，而活动又以不影响断端的稳定为标准。功能活动不仅是骨折治疗的目的，也是骨折治疗的重要手段。骨折整复后即进行固定，固定后即可进行功能锻炼，在锻炼过程中还可以使一些残余畸形得以整复。这种方法把骨折的整复、固定和功能锻炼有机地结合起来，不加重局部软组织损伤，骨折端没有异物干扰，伤肢能早期进行功能活动，所以收获了骨折的愈合与功能恢复齐头并进的效果。

小夹板固定治疗骨折是具有中国特色的骨折疗法，是我国骨伤科领域几千年来宝贵临床经验的结晶。它以大量的事实验证了骨折治疗过程中的辩证法原理。

二、夹板固定骨折的生物力学原理

1983年5月，尚天裕教授在中、日、美第一届国际生物力学会议上作了题为"中西医结合治疗骨折的生物力学基础"的学术报告。尚天裕教授指出夹板局部外固定是一种能动的固定形式，它通过布带对夹板的约束力、纸压垫对骨折端的效应力来维持骨折复位的效果，并且充分利用肌肉收缩活动时的内在动力，使肢体内部动力因骨折所致的不平衡重新恢复到平衡。

1. 布带对夹板的约束力

布带的约束力是局部外固定力的来源，故捆扎的松紧度一定要合适。根据临床的经验，布带上下拉动1 cm的松紧度（经临床实验测定为800 g重的拉力）成为检查布带松紧度的临床标准。现在已研制出一种测压器，可供患者使用。布带的约束力一般应较肢体浅静脉压高，但静脉仍能回流。约束力应平均分布于伤肢各部，使木板与肢体表面紧密相贴。

2. 纸压垫对骨折端的效应力

效应力是通过纸压垫的直接压力作用于骨折局部，它利用三点挤压的杠杆原理，以纸压垫为着力点。效应力一般为约束力的1.40～1.95倍。效应力的强度与纸压垫的厚薄、大小有直接关系。

3. 肌肉收缩活动时的内在动力

患者活动时约束力和效应力都在发生变化，肌肉收缩越有力，变化的幅度也越大，当肌肉一缩一舒，肢体周径就会发生变化，压力也随之变化，捆在肢体外边具有弹性的夹板亦随之发生形变。肌肉收缩时，肢体周径变粗，布带的约束力与纸压垫的效应力都增高，尤以效应力增高更明显，所以成角移位及侧方移位不会增大。反之，当肌肉放松时，肢体周径变细，约束力与效应力都下降，木板发生形变后的弹性回位力，集中作用于纸压垫上，就可使变形得以矫正。因为夹板下边的压力在不断变化，纸压垫对皮肤的压迫，亦可得到缓解，静脉回流也随之改善。以上各种力的转化过程可以起到逐渐复位的作用。

三、一期愈合与二期愈合及第三种骨折愈合方式的提出

骨折应该绝对固定还是"相对固定"？骨折到底是一期愈合合理还是二期愈合合理？

早在 1956 年，Bagby 和 Janes 就发明了动力加压钢板（DCP）。20 世纪 80 年代，行业所使用的加压钢板在厚度、宽度以及材质上与现今的 LC-DCP 相比仍有一定的不足。骨折一期愈合方式是在特定生物力学环境下的骨折愈合现象，AO 学派早期否定骨痂的作用，甚至认为骨痂在坚强固定条件下是毫无意义的病理结构，骨痂的出现是值得警惕的不稳定的标志。

围绕骨痂的作用，有关一期愈合与二期愈合的争议一直存在。随着髓内钉的普及应用，以及 Ilizarov 理论和技术在 20 世纪 80 年代逐步在全世界得到推广和接受，AO 学派开始反思对骨痂的认识，提出骨痂不是对愈合过程的干扰，而是正常的骨折愈合反应，是骨折愈合的自然现象。这些观念在 CO 学派领域早有认识。

CO 学派不同于传统 AO 学派理念，倡导闭合微创复位，实现骨折"功能复位"，配合以"弹性固定""有限固定"，以动静结合的方式实现骨折"二期愈合"。与 AO 学派的切开复位坚强内固定不同，形成另一个体系。

生物学接骨的概念提出于 20 世纪 90 年代初，徐莘香教授团队于 1980 年开展了加压钢板治疗长骨骨折临床和动物实验研究，在此基础上，设计了一种新型梯形加压钢板，并完成了力学电测实验和动物实验研究，提出了重视骨痂作用的第三种骨折愈合方式。

【接骨漫话】

一、夹板固定的系统思想

系统是由相互联系、相互作用的多种要素组成的具有特定功能的有机整体。整体观作为系统论的核心，不单单着眼于某一部分的状况，而是着重研究组成系统总体的各部分之间的相互作用，乃至系统与环境之间的关系，从整体的角度加以协调，探求固定系统整体的本质和规律。布带、夹板、纸压垫进行固定也正是充分发挥肢体内在固定力的整体效应达到目的的。这与中医学传统的天人相应生化观、整体观和体相观是相符的。

夹板固定系统内部要素之间的稳定联系形成有序结构，保持系统的整体性，使整复后的骨折位置在空间予以保持。一方面，夹板、布带、纸压垫、骨折远/近端形成一个几何不变体系，处于相对静止的状态，这是稳定的一面，是系统存在的基本条件；另一方面，该系统又是动态的，系统状态参数随时间而改变，处于运动和变化之中。布带力的调节，骨折上下关节的屈伸，肌肉沿骨干纵轴的舒缩以及下地负重行走，肢体周径发生变化，布带张力，夹板压力增加，各要素的动态变化对稳定骨折断端、矫正残余成角和侧方移位有积极作用，也说明系统要保持稳定有序的状态，应当在动态中协调各要素之间关系，在动态中平衡，即"动静结合"原则。所以，骨折治疗的过程是动态过程，在夹板固定下，肢体、断端、整个系统都在动态之中，钢板断裂，螺钉松动，髓内针弯曲，从侧面说明骨折断端存在活动。

一个系统的功能表现过程，必然是它与环境间的相互作用过程，固定能否适应骨折局部的生理学及生物力学要求，就要看该系统是不是开放系统，是不是自适应系统。夹板局部外固定治疗骨折，既能保持骨折端的稳定，又对骨所承受的力学状态干扰较少，因此，它为骨折的修复创造了较好的客观环境。

"广泛固定，完全休息"的指导思想使固定系统与外界环境割裂开来，完全是一个封闭系统，只是机械地把各要素简单相加，使有生命的骨骼得不到外力刺激，肌肉没有舒张，关节失去活动，随着时间的推移，必定是从有序走向无序，出现钢板断裂、螺钉松动、关节僵直、肌肉萎缩、骨质疏松等，与系统方法论是相违背的。

夹板固定的目的是使肢体内部动力因骨折所致的不平衡重新恢复平衡，进而恢复肢体的生理功能，即使肢体由原来的无序状态转变为一种在时间、空间或功能上的有序结构，这就必须从外界环境中耗散物质、能量、信息。子系统间的协同作用影响了系统的结构、有序度和功能，从而恢复了骨骼的支架保护作用。

夹板固定服从了系统论原理，那么，如何用系统论学说进一步指导外固定，提高疗效呢？布带材料的选择、约束力的大小，夹板的弹性、长短，纸压垫的大小、厚薄以及放置部位，关节的活动时间、活动方式、活动范围，断端受力状态等，都需要用系统方法研究夹板局部外固定系统的特性，对该系统进行最佳设计、最佳控制和最佳管理，使之处于最佳状态，这也正是系统工程的含义。

二、夹板固定的筋与骨、动与静

中西医结合骨折疗法非常重视筋骨辨证，其强调在手法整复时应避免对筋的再次损伤，固定骨折部位时要注意对筋的保护，维护血液循环，保持骨的营血供给，保证筋骨的连接与康复。夹板固定期间调理经筋，充分发挥"筋束骨"的作用，维持筋骨平衡可利于骨折固定与康复。夹板是一种不违反全身和局部生理特点、不加剧局部损伤、能促进骨折愈合的外固定工具。

夹板固定骨折过程中实施贯彻动与静的理念。骨折整复后施以夹板弹性固定，不会对血运、肌肉功能造成过多的影响，肌肉活动可接近正常。固定后辅以功能锻炼，能够引导肌肉的内在动力作用于骨折部位，对骨折断端会产生纵向压力，能够让断端密切接触，减少愈合过程中断端骨质吸收留下的空隙，为骨折愈合提供有利条件。另外，骨折端纵向压力可以提高骨折断端的稳定性，为组织生长、修复创造适当的静，同时也为动（肌肉舒缩）提供更多的可能，如此动静结合，建立起良性循环。

国内学者从辨证角度总结出夹板局部外固定是一种能动的骨折固定形式，其利用人的主观能动性，局部与整体相结合，内因与外因相互作用，在骨折整复固定后进行有节制的功能锻炼，把固定与活动结合起来，更能突出"骨肉相连、筋能束骨"的功效。

夹板弹性固定治疗骨折，符合人体生物学基本规律，有较强的科学性、合理性。与石膏及其他外固定支具相比，夹板能够将骨折慢性复位、稳妥固定及功能锻炼进行结合，整复时可以固定。固定期间，支持同步对肢体功能进行锻炼，防止关节僵直、骨折延迟愈合，避免肌肉萎缩、骨折不愈合等相关并发症。和钢板内固定相比，夹板无需考虑应力遮挡。夹板固定以肢体功能为本，还可以利用纸压垫的效应力更好地维持骨折断端的稳定，确保手法复位的理想效果。同时，夹板束缚力能够确保肌肉在运动的情况下带动周边韧带或筋膜，提高骨折整复的可靠性。

三、桡骨远端骨折分型概述

1. 桡骨远端骨折的古代分型

中医学对桡骨远端骨折的认识有着悠久的历史。早在公元841～846年，蔺道人编写了我国第一部骨伤科专著《仙授理伤续断秘方》，书中有关于桡骨远端骨折的记载："凡手骨出者，看如何出，若骨出向左，则向右边拔入；骨向右出，则向左拔入。"该书提出桡骨远端骨折的两种分型。危亦林《世医得效方》记载："手掌根出臼，其骨交互相锁……须是搦骨，须锁骨下归窠。或出外，则须搦入内；或出内，则须搦入外，方入窠臼。"该书指出了骨折的移位特点，提出3个分型和相应的正骨手法。朱橚等编写的《普济方》记载"手盘出向下",指出了桡骨远端骨折向掌侧移位的特点。胡廷光《伤科汇纂》对于桡骨远端骨折按"出内者""外出者"分类。"出内者"即桡骨远端骨折伸直型,"外出者"即桡骨远端骨折屈曲型。

国外将桡骨远端骨折传统地分为 Colles 骨折、Smith 骨折、Barton 骨折和桡骨茎突骨折,临床上也较为常用。爱尔兰外科医生 Colles 于 1814 年首次报道了桡骨远端骨折伸直型。为纪念 Colles 医生,后人把这种骨折命名为 Colles 骨折。英格兰外科医生 Simth 于 1847 年首次报道了桡骨远端骨折屈曲型,于是后人把该骨折命名为 Simth 骨折。1938 年 Barton 首次描述桡骨远端关节面骨折伴腕关节半脱位类型骨折,即命名为 Barton 骨折。桡骨远端骨折一般分为两种类型:背侧关节缘骨折和掌侧关节缘骨折。但由于桡骨远端骨折的复杂性和多样性,如骨折是否涉及关节面,是否涉及尺骨茎突等,因此,此类命名方式往往会造成诊断治疗和预后评价的混乱,不利于临床选择最佳治疗方法。

2. 桡骨远端骨折的现代分型

1965 年,Older 等基于骨折移位、背侧成角、桡骨远端缩短和干骺端骨皮质粉碎的程度,将桡骨远端骨折分为 4 种类型:Ⅰ型,无移位的骨折;Ⅱ型,轻度移位和粉碎的骨折;Ⅲ型,背侧粉碎和移位的骨折;Ⅳ型,严重粉碎移位的骨折。

此种分型虽较上述分型方法有所进步，但亦不完善。1975 年，Gartland 及 Sarmento 等提出新的分型：Ⅰ型，关节外，无移位；Ⅱ型，关节外，有移位；Ⅲ型，关节内，无移位；Ⅳ型，关节内，有移位。Ⅳ型又包括以下 3 类：①可复位，稳定；②可复位，不稳定；③不能复位，不稳定。此类分法为桡骨远端骨折背侧移位的通用分类。1991 年，Jakim 等根据桡骨远端骨折移位及关节内移位情况将桡骨远端骨折分为 5 种类型：Ⅰ型，桡骨远端及关节内均无移位；Ⅱ型，桡骨远端移位，关节内无移位；Ⅲ型，桡骨远端移位，关节内移位 ≤ 2 cm；Ⅳ型，桡骨远端移位，关节内移位 > 2 cm；Ⅴ型，严重粉碎，累及干骺端。此种分型与 Sarmento 分型有相近之处，相对 Colles、Smith 等分型已经有了很大的进步，考虑到了关节内移位及其稳定性，将 Colles 骨折分型进一步细化，为临床选择治疗提供了很多方便。但此类分型没能将下尺桡关节损伤、尺骨茎突骨折等问题考虑在内，遇到相应问题时，处理起来比较复杂。

1967 年，Frykman 根据桡腕、桡尺骨的骨折线情况及与之并存的尺骨骨折情况，将桡骨远端骨折分为 8 种类型：I型，关节外骨折，无尺骨远端骨折；Ⅱ型，关节外骨折，合并尺骨远端骨折；Ⅲ型，关节内骨折波及桡腕关节，但无尺骨远端骨折；Ⅳ型，关节内骨折波及桡腕关节，合并尺骨远端骨折；Ⅴ型，关节内骨折波及下尺桡关节，但无尺骨远端骨折；Ⅵ型，关节内骨折波及下尺桡关节，合并尺骨远端骨折；Ⅶ型，关节内骨折波及桡腕关节及下尺桡关节，但无尺骨远端骨折；Ⅷ型，关节内骨折，波及桡腕关节及下尺桡关节，合并尺骨远端骨折。Frykman 分型强调了桡腕关节和桡尺关节的重要性，成为临床的主要参考依据。

1984 年，Melone 进一步将桡腕关节骨折分成 5 种基本类型：Ⅰ型，稳定骨折；Ⅱ型，不稳定的冲模样骨折；Ⅲ型，不稳定的峰形骨折；Ⅳ型，不稳定、远端骨片广泛分离和（或）旋转的骨折；Ⅴ型，炸裂伤。掌侧和背侧中部骨折复位比较困难，而且愈合也较差。这种分类方法在临床上非常实用，对临床经验相对丰富，而且对此种分型有深入研究的医生来说，可操作性更强，但对那些经验不足的医生来说，可操作性较差。

20 世纪 90 年代，AO 内固定协会提出 AO 分类法，将桡骨远端骨折分为关节外骨折（A 型）、部分关节内骨折（B 型）及复杂关节内骨折（C 型）3 种基本类型，每型再分成 3 组。A 型（关节外骨折）：A1，孤立的尺骨远端骨折；A2，桡骨远端骨折，无粉碎、嵌插；A3，桡骨远端骨折，粉碎、嵌插。B型（部分关节内骨折）：B1，桡骨远端矢状面骨折；B2，桡骨远端背侧缘骨折；B3，桡骨远端掌侧缘骨折。C 型（复杂关节内骨折）：C1，关节内简单骨折（2 块），无干骺端粉碎；C2，关节内简单骨折（2 块），合并干骺端粉碎；C3，粉碎的关节内骨折。AO 分类法是目前公认的较全面且实用的分型方法，对固定方式、手术方式及预后方面有重要的指导意义。

Mcmury 认为，关节内骨折包括延伸到桡腕关节或桡尺关节，且移位超过 2 mm 的所有骨折。他把关节内骨折分为 4 种类型：2 部分骨折，3 部分骨折，4 部分骨折及 5 部分骨折。同期，Missakian 等提出另一种关节内骨折的分类法，亦将关节内骨折分为 4 种类型：Ⅰ型，桡腕关节外桡尺关节内骨折；Ⅱ型，桡舟关节内移位的骨折；Ⅲ型，桡月关节内移位的骨折；Ⅳ型，桡舟月关节内移位的粉碎骨折。Mayo 分类法与此法相同。

1993 年，Femandez 提出依据创伤机制分型，将桡骨远端骨折分为 5 类：①弯曲型骨折，由于张应力引起的干骺端骨折；②关节面剪力型骨折；③关节面压缩性骨折，关节面破坏伴软骨下和干骺端嵌插；④撕脱型骨折，韧带附着点骨折；⑤复合型骨折，弯曲、压缩、剪切或撕脱机制联合作用，常为高速损伤。这种分类可根据每种骨折类型的力学特点，比较容易地选择一种近似的治疗方法。

1993 年 Cooney 根据骨折是否涉及关节及骨折的稳定性等，发表了通用分类系统，并提出了相应骨折的治疗方案。Ⅰ型：关节外无移位的骨折；Ⅱ型：关节外移位的骨折；Ⅲ型：经关节无移位的骨折；Ⅳ型：关节内移位的骨折。Cooney 对提出的分型细目都给出相应的最佳治疗选择，便于临床医生操作。

近年来，随着关节镜的发展，在 CT 断层扫描和三维重建技术的基础上，Doi 等根据骨折块的数目，将桡骨远端骨折分为 2 块型、3 块型和 4 块型。2 块型又分为 3 个亚型，其骨折线分别为水平、垂直或是背侧边缘。3 块型由一个大的桡骨茎突骨块和月骨窝的 2 个主骨块构成。若舟骨窝和月骨窝都有 2 个主块，即定义为 4 块型，AO 分型的 C3 型骨折归为此种分型法的 4 块型骨折。此类分型便于腕关节镜的手术入路和术式选择，为关节镜的操作提供了较为有用的指导。

3. 桡骨远端骨折中西医结合分型

中西医结合治疗骨折创始人尚天裕教授从 20 世纪 50 年代起，开始进行小夹板治疗桡骨远端骨折的临床研究并提出切合临床实际的桡骨远端骨折分型。他将桡骨远端骨折共分为 4 型：①伸直型桡骨远端骨折；②屈曲型桡骨远端骨折；③桡骨远端掌侧缘和背侧缘骨折脱位；④桡骨茎突骨折。此分型方法简单明了，便于低年资临床医生掌握和应用。但由于桡骨远端骨折的复杂和多样性，此分型方法对于临床治疗方案的选择和预后评价仍有一定的不足。

四、桡骨远端骨折夹板固定的实践

桡骨远端骨折 Frykman 分型（图 3-1）由 Frykman 于 1967 年提出，Frykman 分型考虑了桡腕关节和桡尺远侧关节是否损伤、尺骨远端是否骨折等基本情况，这些因素和预后直接相关。因为医生在遇到相应情况时，使用 Frykman 分型处理起来比较方便，所以这种分型在临床中得到了广泛应用。

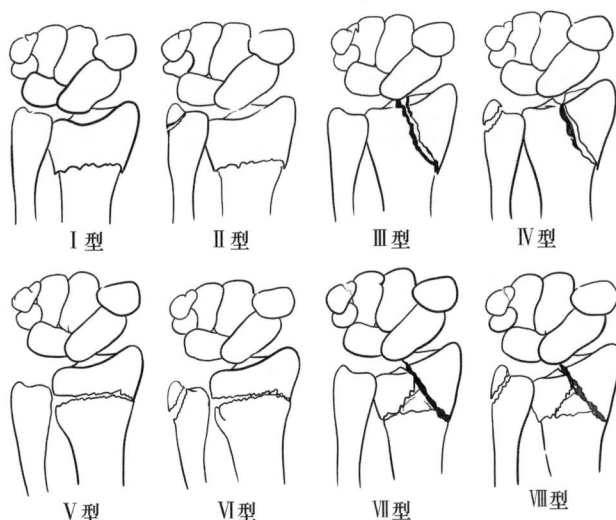

Ⅰ型   Ⅱ型   Ⅲ型   Ⅳ型

Ⅴ型   Ⅵ型   Ⅶ型   Ⅷ型

图3-1   桡骨远端骨折的 Frykman 分型示意

桡骨远端 FrykmanⅧ型骨折是指关节内骨折波及桡腕关节和桡尺远侧关节，同时合并尺骨远端骨折（影像学上多表现为尺骨茎突骨折）。尺骨茎突骨折是导致桡尺远侧关节远期不稳的主要潜在危险因素，如治疗过程中不予干预，远期易形成腕部尺侧肥大性变化、尺骨茎突撞击综合征、腕部的长期疼痛等后果，出现治疗后腕关节影像学评分较高，功能评分较低。

在桡骨远端骨折合并尺骨茎突骨折的临床治疗中，与单纯行桡骨远端切开复位内固定治疗的患者相比，接受手法复位、夹板固定治疗的患者在治疗后尺骨茎突不愈合、桡尺远侧关节脱位、旋转时桡尺远侧关节弹响、旋转及尺偏时尺骨茎突区域出现疼痛等尺侧柱并发症的发生率更低，这可能与夹板作为弹性固定，在治疗周期中视腕关节为一个整体，并能够提供尺侧柱及桡尺远侧关节的相对稳定性有关。随着 CO 学派的弹性固定和恢复骨折端血供的理论逐渐被大家重视，我们认为有必要通过相关研究深入发掘夹板治疗桡骨远端骨折合并尺骨茎突骨折的优势。

操作方法：由两名具有丰富骨折整复经验的中级或高级骨伤科医生进行操作，针对患有心脑血管病或无法承受疼痛的患者，可以采取局部麻醉。局部麻醉时应先抽血肿液体，再向骨折端血肿内注射 1% 的利多卡因（剂量为 5 ~ 10 ml），待麻醉生效后再进行整复。

以伸直型骨折为例，进行整复时患者取仰卧位或坐位，由助手对患肢近端进行对抗牵引，术者以双手将患者大、小鱼际扣紧对患肢远端进行拔伸牵引，持续 3 分钟左右以纠正重叠移位，然后将患肢远端旋前，用两个拇指用力进行折顶并向掌侧方向按压。若骨折伴有桡侧移位，向掌侧施压的同时需要适当向尺侧进行推挤，最后在骨折线处挤压、触摸以增加复位稳定性。然后用夹板对患肢进行外固定处理。

在维持牵引力的作用下，按背侧、掌侧、桡侧、尺侧的顺序放置夹板，要求背侧板远端至第二、三、四掌骨基底部，掌侧板远端至腕关节，桡侧板远端至第一掌骨基底部，尺侧板远端至尺骨小头（图 3-2），在前臂的中下 1/3 处予以固定，同时于夹板下摆放平垫，使用扎带对夹板进行捆扎固定，要求先捆扎中部，再捆扎远端，最后捆扎近端，扎带在背侧板与桡侧板缝隙处打结，扎带捆缚时应注意松紧适宜、保证末梢血运良好，依照"捆扎后要求在 800 g 拉力的情况下使扎带在夹板远近移动 1 cm 左右"的标准操作，此标准由尚天裕、孟和在 20 世纪 60 年代采用气囊法在健康志愿者肢体上捆绑夹板并对夹板布带的约束力大小进行量化研究后总结得出。

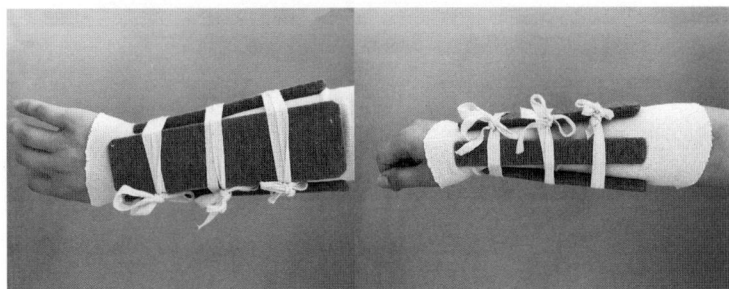

图 3-2　手法整复夹板固定后外观像

　　将患肢用颈腕带悬挂胸前于屈肘 90°位，复位后即刻复查 X 线片（图 3-3、图 3-4）。每 2~3 天调整 1 次夹板松紧度，告知门诊患者夹板固定后如果出现手部剧烈疼痛、麻木、颜色青紫或苍白时需及时复查。术后 6 周左右依骨折愈合情况解除夹板。除在治疗后当天拍摄腕关节正侧位 X 线片行首次复查外，于治疗后第 2、4、6、12 周拍摄 X 线片观察骨折位置变化及愈合情况。

　　夹板固定治疗桡骨远端 Frykman Ⅷ型骨折，发挥了"动静结合"优势，骨折整复后施以夹板弹性固定，不会对血运、肌肉功能造成过多的影响，肌肉活动可接近于正常。

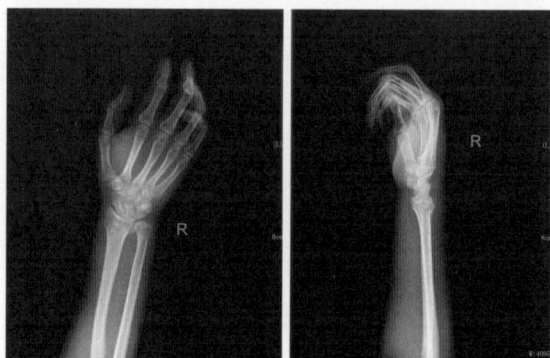

图 3-3　手法整复夹板固定治疗前正侧位 X 线片

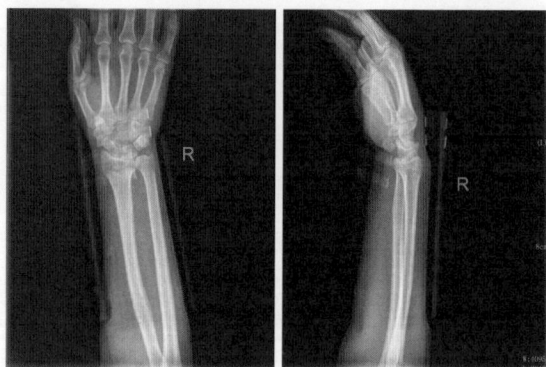

图 3-4　手法整复夹板固定治疗后正侧位 X 线片

【赓续纳新】

一、3D 打印夹板的临床应用

骨折保守治疗，复位是重要的一步，复位质量更是影响疗效的关键因素。中医学对桡骨远端骨折的认识较早，《世医得效方》就将其称为"手掌根出臼",隋代巢元方称之为"腕折伤"等。

目前,桡骨远端骨折手法复位技术多以术者经验为主导,难以量化操作,与手术切开复位相比,精准化程度低。我们以中医新正骨八法为基础,结合现代数字骨科技术,提前模拟复位并记录骨折断端位移数据形成"数字处方",复位操作前进行严密规划,以期将桡骨远端骨折的复位手法在一定程度上予以量化和精准化。

腕关节在上肢活动中有着重要的作用,患者对桡骨远端骨折的精准复位、治疗过程中的舒适度和美观度要求更高。在中医正骨技术基础上,通过 CT 采集骨折数据,电脑建模后模拟复位,并根据位移数据制订"数字处方",以量化指导中医手法复位,使得骨折复位更加快速、更加精准。然后,再利用 CT 数据根据患者个性化的皮肤轮廓及骨折情况,通过数字技术设计小夹板,并通过 3D 打印技术打印出小夹板,获得可靠、美观、舒适的个性化外固定夹板。

桡骨远端骨折常用的复位手法,有拔伸牵引、成角折顶、提按端挤、旋转屈伸等。临床应用时,先结合骨折三维模型及患者肌肉强度等个性化因素,规划复位所需的中医手法种类及操作顺序。实施复位时,依据"数字处方"对上述手法的力度、方向、作用时间予以调整,以实现一定意义上的量化。复位标准为恢复其尺偏角、掌倾角及关节面高度。应用上述 3D

打印的小夹板进行固定，将3条宽2.5 cm、长60 cm的可调节式反扣魔术贴扎带，分别在夹板外表面的3个凹槽上进行捆扎固定，扎带的固定张力为0.8 kg，固定5~6周（图3-5）。

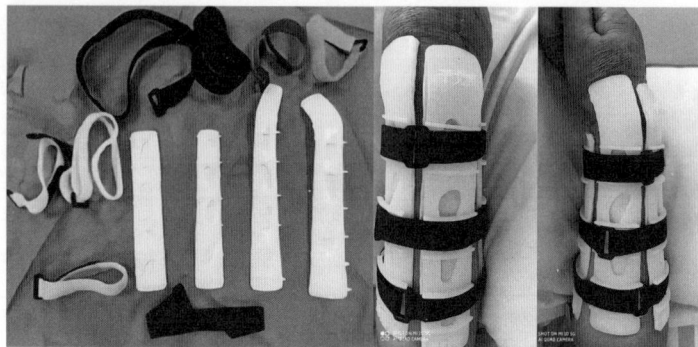

图3-5　3D打印的小夹板和可调节式反扣魔术贴扎带

整复固定后当即行X线检查，验证骨折复位及固定情况，并即刻指导患者进行各手指主动屈伸活动，尤其是拇指的外展及对掌活动。对患者及家属进行宣教，告知患肢观察方法、指标及注意事项，定期拍摄X线片了解骨折愈合情况，调整夹板固定松紧度，指导功能康复。典型病例如图（图3-6）所示。

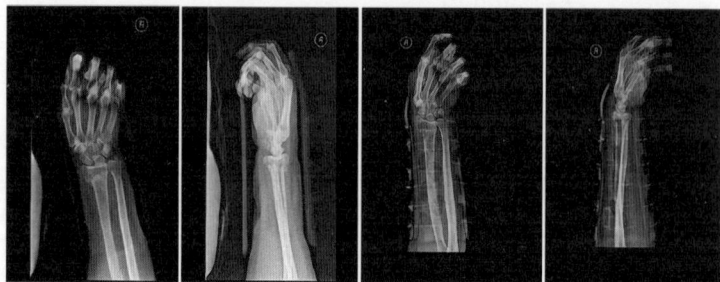

图3-6　3D打印的小夹板固定术前后X线片

骨折手法复位完成后，可靠的外固定是治疗的关键。传统的固定方法有木制或竹制小夹板固定、石膏固定、新型支具固定等，这些固定方法存在不同程度的固定失效、舒适度差、贴附性不佳等缺陷。

3D打印又称增材制造，是快速成型技术的一种，以数字模型文件为基础，将可黏合材料使用逐层打印的方法构造成型。目前技术趋于成熟，甚至发展到了生物3D打印技术。生物3D打印技术可以利用细胞、活性分子和生物材料为基本成型单元，通过受控组装完成器官、组织和仿生产品的制造。

3D打印是传统制造行业转向高端制造产业的关键技术之一，也是制造学与医学、信息学、生物学和材料学等学科交叉融合的新兴研究方向之一，可应用于骨科等多个医学领域。从20世纪80年代至今，3D打印技术在各行业飞速发展，而医学3D打印技术是近十年才迅速发展起来的，随着技术的普及和价格的降低，患者对个性化、精细化治疗方案的需求日益增加，医学3D打印技术展现了广阔的应用前景。

3D打印小夹板是以传统小夹板为原型，依据传统小夹板的作用机制以及力学原理，运用计算机辅助设计，为每一位患者量身定制一种骨折外固定器具，具有个性、舒适、美观的优点。通过对患者肢体的影像数据处理，3D技术成型，设计出舒适、美观的个性化小夹板。将该技术应用于临床，可以弥补传统小夹板的外观、舒适度、贴附程度等方面的不足。该新型小夹板符合中医治疗理念中"因人制宜"的思想，较传统小夹板更利于骨折的早期功能锻炼，有利于患者快速康复。

"数字处方"量化下中医手法复位 3D 打印小夹板治疗 A 型桡骨远端骨折，治疗效果及患者体验良好。同时，该治疗方法也存在诸多不足，比如 3D 打印小夹板从设计到打印成型应用于临床有一定的时间差，费用也较高，增加了患者的候诊时间及治疗成本。但是，随着术前设计经验的累积以及 3D 打印技术和材料学的普及与发展，这些缺陷正在逐步减少。

二、外固定架治疗 C 型桡骨远端骨折的探索

外固定架技术源于中国的小夹板技术，汲取了传统医学之精华，是应用现代结构解剖、功能解剖及生物力学理论，对传统小夹板技术进行继承和创新的成果，其理念符合治疗骨折的最新认识。

对于 C 型桡骨远端骨折，闭合复位外固定很难达到解剖复位，而且固定不牢，后期可能发生再移位，导致复位不佳、远期功能不满意，甚至造成骨折的畸形愈合及长期反复的疼痛不适，影响生活质量。

随着健康意识的提升，人们对骨折治疗中骨折端的解剖复位有了较高的期望，桡骨远端骨折的内固定手术治疗被过度地使用。文献研究表明，65 岁以后的老年患者并不一定需要大切口的开放手术。但临床常用的内固定物治疗，尤其是锁定钢

板螺钉固定骨折，对骨折端起到的支撑和维持复位的作用具有不可比拟的优势。诸多文献报道，外固定在解剖结构的恢复中与其相比并无优势，桡骨远端关节内粉碎骨折单纯外固定支撑固定，掌倾角的确容易发生丢失。

接下来，我们分析一下夹板固定不稳定骨折断端再移位倾向的力学机制。

1. 肢体重力

肢体重力是固定的，但是其重心是可以随肢体伸屈而移动的。重心越靠近骨折线，因重力所导致的骨折移位的倾向力越小。小夹板外固定所采用的夹板和纸压垫分量很轻，几乎不增加肢体重量，上下关节也未被固定，骨折远端、关节以下的肢体重力可以被活动的关节所代偿，骨折部所承受再移位的倾向力就大大减小，当关节以下的肢体用支架、枕头支撑时，骨折部的剪力，仅受骨折线以下、关节面以上肢体重力的影响。肢体重力虽可引起骨折再移位，但在一定条件下，将肢体放置在与骨折移位倾向相反的位置，配合一定的活动，可变为维持骨折对位或矫正残余成角移位的有利因素。

2. 肌肉收缩的牵拉力

骨折再移位是被动的，肌肉收缩力是主动的。肌肉多，牵拉力大，容易引起骨折再移位；但是，越是肌肉多，骨折自动复位的力量就越强，关键是采取相应措施，发挥患者的主观能动作用，控制肌肉对骨折不利的功能活动，增加有利活动，只有把肌肉等软组织的内在整复固定力充分加以利用，才能保持骨折对位，即使复位稍差，有些残留的成角畸形及侧方移位，在小夹板固定过程中通过功能锻炼还可以逐渐矫正。这就是"骨肉相连，筋可束骨"的道理。

手法复位、CO外固定架治疗桡骨远端骨折的临床研究表明，正骨复位手法联合半环型CO外固定器与闭合复位内固定相比，前者对腕关节功能恢复效果明显优于后者，在更严重的C型桡骨远端骨折中治疗效果更为显著。应用手法复位结合CO外固定架治疗桡骨远端骨折可达到稳定固定，其骨折愈合时间明显缩短，并发症少，关节功能恢复满意，具有良好的应用价值。其中，手法复位是中医骨伤科治疗桡骨远端骨折的根本及重要环节。CO外固定架安装方法如下。

穿针操作：①助手帮助推顶掌骨干，主刀医生在桡骨中下1/3自尺背侧向桡掌侧，贯通打入一枚直径为2 mm的骨针；②第二掌骨基底部用直径为1.5 mm的橄榄针从桡侧向尺侧贯穿第二、三掌骨基底；③C臂透视复检。

安装CO接骨架：①远端先将半环与骨针锁定（注意不可拆卸螺母需配合棘轮扳手），同理，近端锁定骨针与半环；②上带关节铰链连接杆；③前臂中立位，腕关节掌曲尺偏位锁紧外固定支架，C臂透视确认骨折端固定牢固、位置满意；④清洗外架，老虎钳剪断骨针多余部分，无菌纱布包扎针孔、针尖断端。

典型病例见图3-7~图3-9。

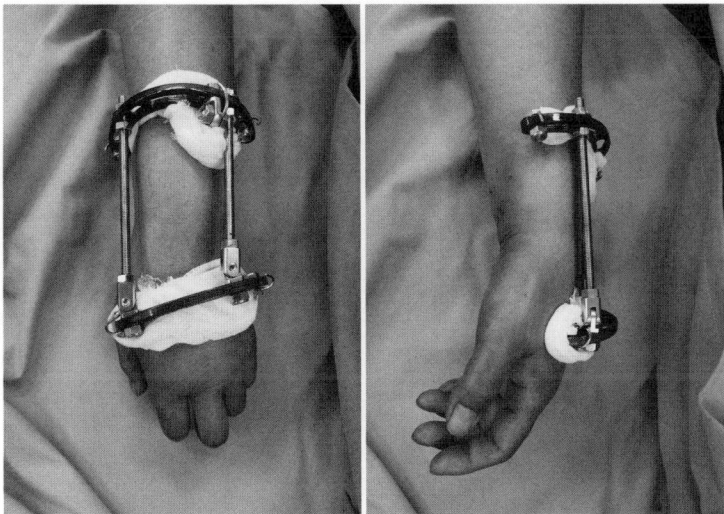

图 3-7 术后外观

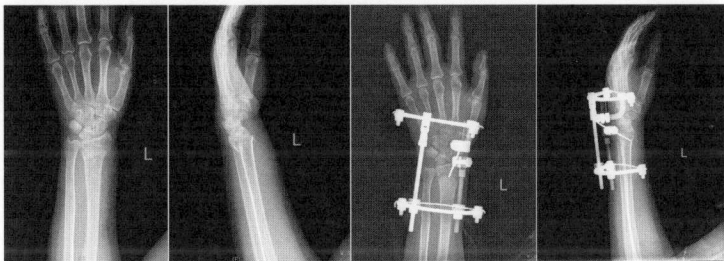

图 3-8 病例 1 手术前后对比

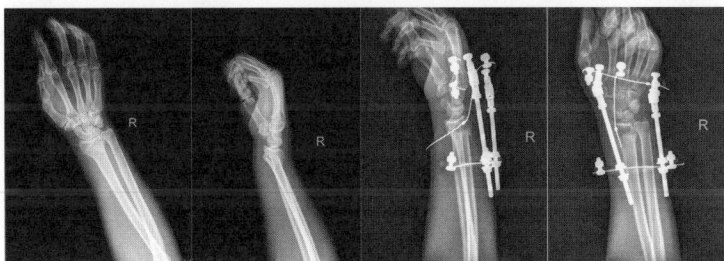

图 3-9 病例 2 手术前后对比

通过临床研究发现，CO 接骨外固定架配合弯针撬拨治疗粉碎性桡骨远端骨折，与切开复位钢板内固定相比，骨折愈合时间短，更有利于桡骨远端掌倾角的恢复，在腕关节功能恢复方面，两者疗效相当。半环式 CO 外固定架在治疗桡骨远端粉碎性骨折时，可同时兼顾功能与解剖角度的恢复，尤其对于掌倾角度的恢复具有明显临床优势。但由于其穿针方法仍停留在经验阶段，还需要进一步归纳总结。

【传承心悟】

蓦然回首，中国接骨学创新理念、中西医结合治疗骨折的发展之路并非平坦。中西医结合首先要把中、西医"捏合"在一起，取其所长，补己之短，有目的、按计划地吸收中、西医的精华，有机地去进行"结合"，进一步扩大治疗范围，提高疗效。最后要用现代科学知识和技术从机制上进行研究，从临床实践、理论原则、治疗机制等方面将中、西医"融合"在一起。现在看来，初始的"捏合"已经走向"融合"，即中、西医相互为用，相互渗透。真理的长河不尽地流向远方，科学的发展永无止境。

一、回首接骨理念

1. 手法复位与外固定理念

尚天裕教授研习《仙授理伤续断秘方》正骨五法、《医宗金鉴·正骨心法要旨》正骨八法，结合自己的临床实践经验和现代医学的骨折复位手法，创新性地将正骨手法提炼升华为新的正骨十法。同时，小夹板的弹性固定、穿针外固定架等局部外固定方法，都是遵循了中医学"欲合先离，离而复合""制器以正之，用辅手法之所不逮"的古训，其治疗效果备受医学界的关注。这种接骨的理念和方法，在不破坏骨折局部微环境的基础上，实现了生理性相对稳定的弹性固定环境，保护了骨组织强大的再生能力，是保证骨折良好愈合的内在机制。

2. 骨折愈合与功能康复理念

骨组织具有塑形改造能力，骨折复位固定、骨折愈合与功能康复应该齐头并进。在骨折愈合过程中，随着患者的生活、劳动，可以诱发骨的塑形改造能力。早期丰厚的骨痂也逐步塑形，恢复到更合理的生理状态。"治疗骨折时应该为患者创造有利条件，而不要伤上加伤，干扰和破坏骨组织的自身修复能力。"尚天裕教授提出的保证骨折愈合和功能康复的至理名言，需要我们骨伤同仁铭记在心。功能锻炼，又称为"导引"，可促进血液循环，改善骨折部位气血瘀滞的病理改变，有利于促进伤肢的骨折愈合与肢体功能的恢复，强化内在骨组织塑形改造能力，实现结构与功能的更好匹配与适应。

二、展望接骨技术

创新发展是中国接骨技术的原动力，骨折撬拨复位接骨手术机器人及人机交互骨折 CT 影像处理系统为骨折复位的智能化展开了飞翔的翅膀，可以想象，进一步深入挖掘、研究、升级基于 AI 的骨折智能化识别与复位技术，最终就能实现智能规划复位方案并能自主完成撬拨复位。

从软件系统看，以骨折图像识别与 AI 技术为基础，进一步升级、优化成熟的软件体系，实现骨折 CT、X 线影像的智能识读，自动识别骨折分型、骨块数量、骨块位移及旋转信息等。在精准地定位骨块空间坐标后，自动化分割出骨块，并进一步规划出骨折撬拨复位方案，由医师修正并实时操控机器人硬件系统，完成骨折的撬拨复位。该影像处理技术所实现的对骨折块的精确识别并模拟复位的功能，可以极大提升术前规划、术中操作的精准性，提升手术治疗效果。

从硬件系统看，硬件结构布局很重要。为了提高硬件系统操控的精准度、自由度、匹配度等，可以将软、硬件系统有机融合，最终形成由"软件大脑"支持的超视距、超精细的硬件体系，实现复位方案的自动规划，有利于提高复位效率；同时指挥硬件系统自动化复位，实现手术微创化，甚至无创化，以达到骨块的精准复位需求，减少医源性损伤，提升手术安全性。

通过机械学习、算法控制赋能，降低医师手术操作难度，并逐渐升级复位程序，实现高精度复位操作，实现手术微创化、精准化，减少术中放射伤害，并在医师经验反馈下持续地智能学习、不断升级，突破医生人工操作的极限，造福患者，这将是我们追求的目标。

（成永忠　赵　勇）

第四章 活血化瘀，恢复骨折处局部血供

对骨折的整复、固定只是为骨折愈合创造条件，骨折能否较快地愈合，关键在于活动。功能活动不仅是为了治疗骨折，而且是促进骨折愈合的重要手段。功能活动可以促进血液循环，增强物质代谢，加速骨折愈合。

——尚天裕

【古今医论】

瘀血阻滞是骨折等诸多创伤类疾病的基本病理状态，活血化瘀自古就在中医治疗骨折中占有重要地位，而包括骨折在内的创伤类疾病的医疗实践，也促进了中医气血理论的发展。

一、气血旺盛则筋骨坚强

《素问·调经论》指出："人之所有者，血与气耳。"气血是构成人体，并维持机体生命功能的最基本物质。"气主煦之，血主濡之"，气血旺盛才能温煦全身肢体，濡养四肢百

骸，以维持正常生理功能。"经脉者，所以行气血而营阴阳，濡筋骨而利关节者也""是故血和，则经脉流行，营复阴阳，筋骨劲强，关节清利矣"。骨骼的生长发育，离不开气血的滋润，肢体的关节活动，也离不开气血的供给，正所谓"足受血而能步，掌受血而能握，指受血而能摄"，就是这个道理。

《仙授理伤续断秘方》强调"凡损药必热，便生血气，以接骨耳"。这一阶段，中医学认识到气血对于骨折愈合的重要作用，如设立大活血丹、大红丸、大成汤、四物汤等进行治疗，其中四物汤成为后世治疗血证的基本方。

总之，气血旺盛、气行血畅则筋骨强健。一切肌肉、筋骨都离不开气血的营养，气血的正常运行，是肢体进行正常生理活动的根本保证。

二、气滞血瘀是骨折病机的核心

《正体类要·序》云："肢体损于外，则气血伤于内，营卫有所不贯，脏腑由之不和。"外力创伤所致的局部肢体皮肉筋骨损伤，多能导致脏腑、经络、气血功能紊乱，产生一系列症状。"血气不和，百病乃变化而生"，就是这个道理。气血对肌肉、筋骨的生理活动和病理变化有着至关重要的作用。骨折的发生、发展、愈合过程无不与气血有关。

骨折的主要临床表现为肿胀、疼痛、功能障碍，而肿痛的根本机制是什么？早在《黄帝内经》中就明确指出："气伤痛，形伤肿。"正常气具有推动、激发的作用，"气为血之帅"，血液运行，必须有气的宣发、推动。气受伤则宣通失职，壅闭不通乃生疼痛。"不通则痛"则是气伤的病机表现。形是实质组织，骨折损伤本身就是一个形态实质的破坏。骨折必定伤及血脉，脉道破裂，血液溢出，离经之血聚集乃成肿胀。明代李中梓认为："气喜宣通，气伤则壅闭不通，故痛。形为质象，形伤则稽留而不化，故肿。"明代吴昆曰："气无形，病故痛；血有形，病故肿。"

气血紊乱是骨折的必然病理结果。气闭不通乃为滞，血液离经，或运行不畅即为瘀。在骨折的整个愈合过程中，气血运行变化起着至关重要的作用。气滞血瘀贯穿骨折愈合的始终，其为骨折病机的核心。现代医家从临床、实验的不同角度也充分证实了这一点。

对于骨折的损伤与气血的关系，历代医家有许多深刻的论述。隋代巢元方曰："血之在身，随气而行，常无停积。若因堕落损伤，即血行失度，随伤损之处即停积。若流入腹内，亦积聚不散，皆成瘀血。"杨士瀛云："气为血帅，气行则血行，气止则血止，气温则血滑，气寒则血凝，气有一息不运，则血亦有一息之不行。"蔺道人认为："凡扑跌损伤，骨碎筋断皆致败血壅滞，瘀而不散。"总之，骨折损伤"凡是疼痛皆瘀血凝滞之故也"。

三、"瘀去、新生、骨合"是中医学对骨折愈合过程的概括

骨折愈合"以活血化瘀为先，血不活则瘀不去，瘀不去则骨不能接也"。"瘀去、新生、骨合"，是中医学对骨折愈合过程的概括。

"气为本，血为神"，气是人身之根本，是功能动力的源泉，血为机体的精神，为营养滋润的物质基础。创伤骨折损及气血，气滞血瘀是骨折病机的核心。骨折愈合修复过程完全依赖于气血的供养，而局部瘀血停积，气滞不通，显然是骨折愈合的不利因素。基于以上观点，在骨折治疗中，除了良好的复位、恰当的固定，首当考虑气血供养问题。

"谨守病机，各司其属。……疏其血气，令其调达，而致和平"，骨折治疗的关键就在于调达气血，改善气血的供给，故古有"折伤专从血论"之说，即"夫跌打损伤之证也，专从血论，先辨或有瘀血停积或为亡血过多"。可见骨折的辨治应该从气血损伤着手。明代吴昆在大黄䗪虫丸方论中指出"干血不去，则新血不生"，经李中梓、王肯堂等转引，"瘀血不去，则新血不生"成为明清医家的普遍共识。在创伤治疗方面，明代刘宗厚提出"损伤一证，专从血论"。

清代吴谦《医宗金鉴·正骨心法要旨》云"夫皮不破，而内损者多有瘀血……更察其所伤上下轻重浅深之异，经络气血多少之殊，必先逐去瘀血，和荣止痛，然后调养气血，自无

不效"，又云"凡跌打闪挫，致气血凝结者，俱宜用活血顺气之剂"，阐明了治疗骨折时，当纠正气滞血瘀、改善局部及全身气血之运行。清代唐容川在其《血证论》中也有精辟的论述，"此血在身，不能加于好血，而反阻新血之化机，故凡血证，总以祛瘀为要""若是已伤之血流注结滞，着而不去者，须逐去之"，说明活血化瘀、改善气血运行非常重要。

正常筋骨需要气血濡养，在骨折愈合过程中也离不开气血供给，良好的血供是促进骨折愈合的基础，即"便生气血，以接骨耳"。骨折后瘀血停滞，阻碍了血脉流通，影响气血、津液输送到骨折局部，故治疗骨折应考虑活血化瘀，疏通血脉。《疡医大全》言："有跌伤骨折，宜活血去瘀为先，血不活则瘀不去，瘀不去则骨不能接也。……瘀去则新骨生则合矣。"该书进一步强调了活血化瘀在骨折治疗中的核心地位。瘀去则新骨生，是骨折修复的病理生理过程，也是正常骨折愈合的变化规律。若瘀血已除，则新生血脉长入骨折断端，骨端拥有新鲜气血，新骨才能生长。活血化瘀疗法在临床上一直被广泛应用于骨折的治疗，其疗效是肯定的。

西方医学家们对于骨折愈合与血运的关系也有诸多论述，16世纪 Ambroise pare 提出骨痂生长太少或骨不愈合必须改善局部血液供给。1968 年，Trueta 提出，骨细胞很可能是血管内皮细胞衍变分化而来，并举出很有说服力的电子显微镜照片论证。1981 年，Connolly 强调，骨折愈合完全依赖血管再生的过程，评价骨折愈合过程，首先应当理解正常及被损坏的血液循环。可见骨折局部的血液循环不仅可为骨折愈合提供营养物质，还可为骨生长提供细胞来源。

【接骨漫话】

一、骨折后血瘀证候之发病机制

血瘀证可由多种原因造成，外伤骨折出血，称为"离经之血"，血不循常道，难以及时排出体外，丧失正常血液之功能，停留体内成为病理性瘀血，《黄帝内经》曰"人有所堕坠，恶血留内"，此处"恶血"，即为瘀血。《血证论》："此血在身，不能加于好血，而反阻新血之化机，故凡血证，总以去瘀为要。"

尚天裕教授遵循古训，对于骨折后的瘀血论，从骨折后的病理机制和骨折愈合的规律方面加以分析。以往的文献中有关血瘀证发病机制的记载比较笼统、分散。血瘀证形成的基本病理过程，可以概括为瘀滞内结、血液离经、血液污秽 3 个方面。

1. 瘀滞内结之血为瘀血

瘀滞内结是指血液在脉道中运行迟缓、阻滞、凝聚，是中医学对瘀血的最基本认识，此认识源于《黄帝内经》之"血滞则不通""血凝而不流"及《金匮要略》之"内结为血瘀"。从现代医学角度来看，瘀滞内结之瘀血主要表现为血液流变性异常、血流动力学改变、血栓形成及动脉管腔狭窄等。

2. 离经之血为瘀血

巢氏《诸病源候论》提出"若因堕落损伤，即血行失度……皆成瘀血"，此"失度"与"离经"实质意义当为一致，皆为血离经脉。"离经之血为瘀血"的观点，始见于清代唐容川的《血证论》瘀血条下"离经之血，与好血不相合，是谓瘀血"。结合现代医学，对"离经之血为瘀血"可表现为因外伤骨折、外科手术及各种脏器出血等引起的出血。

3. 污秽之血为瘀血

早在《素问·刺腰痛》《灵枢·邪气脏腑病形》中已提出"恶血"，《素问·五脏生成》亦提出"衃血"。《景岳全书·血证》解"衃"为"败血凝聚色黑者曰衃"。王肯堂的《证治准绳·杂病》确切提出了"污秽之血为瘀血"的观点，认为"百病由污血者多"，其性质是败血、毒血、恶血，故概括为"污秽之血"。结合现代医学，可以将"污秽之血"分为由生物、理化等因素所"污染"的血液，即外源性"污秽之血"，以及重要脏器衰竭引起自身代谢产物在血中的堆积，即内源性"污秽之血"。

二、肌肉动力与骨折愈合

四肢肌肉多呈纵向排列，肌肉收缩活动能产生有益于骨折愈合的轴向生理应力，其大小与肌力有关，而肌力的大小与肌肉生理横截面（与肌肉所有肌纤维垂直的横断面）的面积成正比，其方向和作用点又与肌纤维的排列形式、附着点和活动方向有密切关系。骨折后患者在早期功能活动时，肢体承担动态载荷时，通过肌肉间隔"不可压缩液体效应"的作用，使肌肉包绕的骨折端达到相对稳定的状态，使骨折在愈合的早期就在局部承担一定量载荷，随着时间的推移，承担载荷的能力逐渐增大，骨痂在局部应力的刺激下，不断地向受力最大的方向增加骨量，同时产生相应的形态和功能的改变。

在生理状态下，骨处于最佳应力环境中，功能活动给骨折愈合提供最合适的力学环境，根据临床观察，骨折端骨痂的量大致与一定程度活动量成正比，骨折部外骨膜在骨表面形成骨痂，这种骨痂质量好，可有效增加骨的外径和横截面积，使骨更能承受弯曲和扭转载荷，因而增加了惯性矩，使骨有最大的负重能力。肢体活动使早期外骨痂增长迅速，起稳定骨折断端的作用，为骨折愈合创造条件。此外，外骨痂的体积较大，致骨结构强度增加，使骨折部能较早承受较大的载荷。由此可见，患肢肌肉和关节的正常活动包括负重，对促进骨折愈合是重要的。

一方面，机械性负载或肌肉活动对骨的刺激，可能是通过对骨晶体或组织结构产生压电或其他应力，而达到骨的重建平衡，这是获得最大骨量的基本因素。因此，整复和固定只是为骨折愈合创造条件，骨折能否较快愈合，关键在于活动。肌肉收缩活动所产生的内在动力使骨折断端持续接触，紧密嵌插，产生压电效应，促使骨折愈合及新生骨痂的塑形改造，提高其抗折能力。相反，肌肉量减少和强度变弱，肌肉对骨的应力减小，以及成骨细胞的功能降低等多种因素，均可导致骨质的丧失。有人将健康志愿者腰部以下用石膏制动于床上，结果数天之内就出现尿钙过多，而当同样的实验对象卧在振动的床上时，尿钙量只有制动时的一半。日本学者认为负重和肌肉活动是防止骨盐量减少的主要手段，因此应该鼓励患者活动，尤其是肌肉的活动。等张和等体积的肌肉锻炼可减少制动所造成的骨质丧失，同时在回到正常负重时又可加速骨质的恢复，故在固定期间对肌肉施行局部电刺激，可达到预防骨质疏松的目的。

另一方面是肌肉的收缩和舒张运动，对血液循环起着一个"泵"的作用，可促进软组织和骨内的血液循环，血液不仅回收了骨折局部的代谢产物，也送来了成骨所必需的氧及其他物质，为新骨形成打下基础。实验表明，人的前臂肌肉持续强烈收缩1分钟或犬的小腿腓肠肌收缩3分钟，肢体动脉血流量则增加3～4倍。长骨在生理活动时，骨的血流量增加50%～70%，这种高血流量可在锻炼停止后仍保持 1 小时。电刺激犬后肢肌肉使之收缩，能使股动脉血流量增加 1 倍以上，停止电刺激后，仍可保持高于正常水平的一半左右。伴随着骨血流量的增加，钙等无机盐在骨中的沉降也加速，促进了骨密质的形成和矿物质化，改变了骨折愈合质量和速度。同时，Sarmiento 指出，接近正常水平的肌肉活动，能在肢体形成良好的循环，使毛细血管压差增加，血运充分，以维持适当的化学环境，增强代谢。肢体肌肉活动对骨折断端的应力刺激，骨折附近温度升高，诱发血管向骨折部侵入，以加速骨折愈合。

【赓续纳新】

中医理论研究和临床实践研究均证明，骨折部的血液供应是骨折愈合的决定性因素。那么，尚天裕教授所说的"对骨折的整复、固定只是为骨折愈合创造条件，骨折能否较快地愈合，关键在于活动"，又蕴藏着什么道理呢？

一、功能活动与局部血液循环

长骨在生理活动时，骨的血流量增加 50%～70%，这种高血流量可在锻炼停止后仍保持 1 小时。研究发现，鼠经游泳训练 8 周后，股骨干的哈氏系统和非哈氏系统均增加。这是因为功能活动改变了结构适应性，因而增加了骨的硬度；功能锻炼可以改善骨血管形态，增加血管的数量，增加血流量，加速软骨性骨痂的矿化。骨皮质和骨骼肌的血运在休息时没有很大差别，骨折后骨的血流量约为 6.6 ml/min，但当运动时，骨骼肌的血流量可增加到 10~15 ml/min。静脉压的增高能增加骨内的毛细血管血流量，产生流动电位而刺激骨的形成。

骨折后，营养动脉的血液供应遭到破坏，根据软组织损伤的严重程度，骨外膜的血管供应也有损伤，骨折断端的完全缺血会导致骨坏死和延迟愈合，而功能活动之所以能够促进骨折愈合，就是因为肌肉的收缩刺激了早期侵入骨折端的血管。研究发现，在实验性骨折的处理中实行早期活动，能够使成骨细胞和破骨细胞的活跃程度、毛细血管的数量及新骨的形成均有所增加。功能活动不仅使骨折端的细胞活性增加，且促使从周围软组织而来的血管生成更多，形成丰富的骨膜骨痂。丰富的血管形成是功能活动促进周围骨痂形成的关键环节，大量的毛细血管侵入骨痂，能刺激成骨细胞的活性。

功能活动也可通过肌肉的收缩和舒张运动促进软组织和骨内的血液循环。当兔桡骨截骨端周围的肌肉缺血时，血管的重建首先是从肌肉开始，当肌肉的血管重建完成后，才见骨皮质的血管重建，在肌肉和骨皮质的血管重建以前，没有发现髓内循环重建。骨折的愈合主要依靠周围组织，特别是肌肉的新血管侵入。

二、功能活动与组织矿物质化

骨矿物质的含量与骨的力学强度有关，骨折愈合过程需要矿物质的参与，而矿物质又与功能活动及血流密切相关。运动能加速钙、磷等无机盐在骨中的沉积。肌肉活动使骨血流量增加，促进了骨痂的形成和矿物质化，改善了骨折愈合的质量和速度，因而加速了骨的修复和功能恢复。早期的功能负重和肌肉活动能使外伤后骨质丧失减少。

骨是一种始终进行着代谢活动的特殊生物组织。骨重建处于骨吸收和骨形成之间的动态平衡，通过这种动态平衡，骨组织得以维持正常的形态结构和生理功能。骨重建除受年龄、内分泌和代谢等因素影响外，应力是影响这种动态平衡的重要因素。

骨骼重量的 2/3 或体积的 1/2 以上是无机物，主要成分是羟磷灰石，羟磷灰石是极小的结晶体，其次为胶原纤维。羟磷灰石晶体沿胶原纤维长度方向排列，组成同心圆状骨板，进而形成骨单元。就长骨而论，长骨两端的松质骨，其结构单元为骨小梁，骨小梁沿着运动所引起的骨的主应变线规则排列，随骨生长中受力的变化而重建。胶原纤维承受拉压应力时与骨轴线平行排列，承受剪应力时与骨轴线垂直排列，承受大载荷时排列密集。缺乏生理应力或出现病理应力都会引起骨小梁排列紊乱，骨质生成和吸收的比例失调，引起骨单位中胶原纤维的蚀损、断裂和排列异常，造成骨的力学强度下降。

运动可增加骨承受的应力，运动可以使皮质骨增厚和骨髓腔缩小，骨体积因而增大；固定则在局部范围内使肌肉加于骨的机械性刺激减少或丧失，骨吸收多于骨形成，骨质更新和钙代谢都处于负平衡。特别是坚硬钢板固定可诱发固定骨段的骨质疏松、皮质孔隙度增加和皮质骨变薄。Uhthoff 等对犬股骨截骨并用 4 孔加压钢板固定后的骨结构变化进行 2~24 周的连续观察，结果发现，皮质骨逐渐变薄，骨干直径缩小，哈佛管扩大。将钢板取出后局部骨质疏松则发生逆转，接骨板下和对侧皮质骨的骨质会有不同程度的改变，骨形成逐渐增加，骨吸收迅速减少，成骨细胞及骨细胞的成骨活动共同完成吸收腔的修复和骨陷窝的重建，这主要是由于恢复了固定骨段的正常应力刺激。

骨折愈合需要矿物质的参与，而矿物质的含量与骨折承受的应力刺激有关。实验表明，运动时与静止时骨所承受的应力是不同的，骨在应力状态下的塑形与骨盐量的增加相对应。夹板局部外固定较超关节石膏外固定便于肢体活动，生理压力的刺激促进矿物质化过程加速，使骨折部位钙、磷含量增加，羟磷灰石结晶度提高。在骨痂中，矿物质含量和胶原成分增加成正比，骨的弹性刚度多由矿物质决定，而塑性刚度几乎完全取决于胶原。

【传承心悟】

一、"西学中"思想的转变从初识临床疗效开始

1. 观察小孩湿疹

当年，尚天裕的三个小孩同时得了湿疹（黄水疮），医院的皮肤病专家为他们涂药、打针一年多仍未治愈，孩子们非常痛苦，最后医生给出的结论是，他的孩子们是渗出性体质，意思是治不好了。尚天裕非常着急。

一次偶然的机会他遇到一位中医大夫，交谈当中那位中医大夫说他有个治疗湿疹的单方，方法简单，效果显著，让尚天裕回家给孩子们试试看。他起初将信将疑，但一试果然很灵效，只花了几角钱，三个孩子的病全治愈了。孩子患湿疹病的治疗过程，是尚天裕亲身经历的事实，自此他对中医临床疗效有了真正的信服。

2. 走进苏家胡同

天津有个地方叫苏家胡同，它以苏氏正骨而闻名。苏氏正骨已有二百多年的历史，创始人是苏吉位，他整理出一套苏氏正骨治伤的医书。苏氏正骨第五代传人叫苏绍三，他是一位非常有名的中医正骨大夫，手法灵巧，医技高超。当时的"西学中"政策和所看到的中医一个个成功疗伤接骨的案例，驱使尚

天裕多次登门拜访苏绍三老大夫。

在苏绍三老大夫的诊所，尚天裕仔细观察苏大夫治疗骨折的过程，琢磨每一步手法背后的道理。他对苏大夫治疗骨折患者所用的手捏、贴膏药、捆竹帘、打夹板、按摩等方法感到很新奇，苏大夫治愈了许多骨折患者，这些患者当中，也有人是在尚天裕所在医院没有被治愈的。看来患者不只会在中医治不好时找西医，也会在西医治不好时去找中医。

于是，几个知名中医正骨大夫被请进了医院，尚天裕拜中医大夫为师，从头学起。来了患者先请中医大夫治疗，中医大夫能治的，他就跟着学，中医大夫不能治的，他仍然采用西医方法治疗。

尚天裕所经历的两个鲜活的事例，给我们的传承过程带来哪些启示呢？那就是一定从临床实践中来，从临床疗效中看，把握治疗方法的理论基础和核心要素，除此之外，还要有持之以恒的决心和勇往直前的毅力，因为骨折治疗的中医、西医合作模式也不是一帆风顺的，中西医结合治疗骨折也不是件容易的事。中西医结合在不断的摸索探讨中前进的过程中，确实存在骨折治疗范围难以扩大，临床疗效难以提高的现象，中西医结合也会出现"卡壳"，创新之路也会陷于停滞不前。

二、善于用哲学思想指导骨折治疗

1970 年底，在北京召开第一次全国中西医结合会议时，周恩来总理高兴地说"对小夹板外固定治疗骨折，我很感兴趣，这是辩证法，它说出了真理：局部与整体，内因与外因，两个积极性都要发挥……"。

确实，在创立中西医结合骨折疗法的过程中，尚天裕教授运用唯物辩证法和历史唯物论的观点，对中医百家和西医各派的学说进行了比较，看到了古今中外医学的联系和区别，各自的长处和缺点，提出对中西医两种不同体系的医药学要辩证地对待，认识到在骨折治疗中存在着"动与静""筋与骨""内与外""医与患"这4对矛盾。

在骨折治疗中，骨折愈合与功能恢复应相辅相成，局部与整体需要兼顾，外力只有通过患者机体的内在固定力才起作用。在这4对矛盾中，"动与静"是主要矛盾，而"动"又是这一矛盾中的主要方面。按照对立统一的辩证观点，提出以内因为主导的"动静结合""筋骨并重""内外兼治""医患配合"的骨折治疗新原则，从而打破了西医"广泛固定、完全休息"的传统观念。

实践是检验真理的唯一标准，要用唯物辩证法指导医疗实践。在骨折治疗中，不能强调一方而忽略了另一方，双方相互矛盾相互斗争，而又彼此联系相互依存。固定必须保证肢体能活动，而活动又要以不影响骨折部的固定为限度；有效的固定是肢体能活动的基础，而合理的活动又是加强固定的必要条件。这些关于动与静的论述来源于临床实践，多么富有哲理啊！

哲学能够开启一扇智慧之门。中华文化的整体哲学观给尚天裕教授提供了新的思想方法。在处理骨折时，应首先弄清矛盾双方对立统一的辩证关系和相互依赖的必要条件，根据骨折具体的病理、生理变化，选择合适的固定方法和锻炼方法，解决好"动与静"这对主要矛盾，再加上其他一些措施，骨折就可顺利愈合，肢体功能也可以得到令人满意的恢复。

在骨折的治疗中，"动与静"是一对矛盾。微动能促进骨折愈合，如果骨折断端过大活动，反而使长好的骨痂重新折断。恰到好处的骨折断端微动量限的确定，正是现代医学应对骨折愈合进行研究的一项重要课题。

（赵 勇）

第五章　筋骨并重，中国接骨学原创思维

　　治疗骨折是目的，而所采取的措施都是针对软组织的，"骨肉相连，筋能束骨"。骨折移位是被动的，而肌肉收缩活动是主动的。在骨折愈合以前，骨折断端的活动是绝对的，而固定只是相对的。对骨折愈合不利的活动，要通过人的意志加以控制，使骨折断端的不利活动减少到最低限度；而对骨折愈合有利的活动，要尽量发挥，以保持骨折断端持续接触，紧密嵌插，产生压电效应，可以促进骨折愈合及新生骨痂的塑形改造，提高新生骨的抗折能力。

——尚天裕

【古今医论】

　　筋与骨均属于中医学五体范畴，联系尤为紧密。在骨折的治疗过程中，对于筋、肉等周围软组织的关注和调整构成了传统中医骨伤科学鲜明的学术特点。尚天裕教授将这种特点总结为"筋骨并重"，成为中国接骨学最重要的治疗原则之一。

一、筋骨的生理、病理

筋与骨在生理上相互联系，在病理上相互影响，古今医家对此多有论述。从生理角度看，筋与骨结构相连，功能相系。《灵枢·经脉》以"骨为干""筋为刚"概括了骨的支撑功能和筋的联络约束功能。"宗筋主束骨而利机关"（《素问·痿论》）则是对筋骨生理关系的高度概括。滑寿指出骨能"张筋化髓，干以立身"，张景岳认为"筋力刚劲，故能约束骨骼，动作强健"，更是对筋骨关系的进一步诠释。同时，"诸筋者，皆属于节"（《素问·五脏生成》），节为骨之接合之处，又为诸筋汇聚之处，是实现"利机关"的基本单位，筋对骨的"联续缠固"（《圣济总录·折伤门》）保障了"节"功能的发挥。筋骨强健，共同实现人体的支撑和运动功能。

《素问·生气通天论》指出"谨和五味，骨正筋柔，气血以流"，揭示筋骨的正常生理状态是"骨正筋柔"。《素问·阴阳应象大论》指出"溪谷属骨"，张志聪认为"溪谷者，大小之分肉，连于骨生起也"。"肉之大会为谷，肉之小会为溪，肉分之间，溪谷之会，以行荣卫，以会大气"（《素问·气穴论》），溪谷为荣卫之气运行的通路，对于筋骨的营养状态具有重要意义，而溪谷通行荣卫的功能也依赖于"骨正筋柔"的生理状态，如果包裹肉、骨之筋过于强硬，也会影响溪谷的功能状态，进而影响筋骨的营养。骨正筋柔，是筋骨营养得以维持的基本生理状态。

从病理角度看，骨折发生时，不仅有骨的损伤，也必然伴有筋的损伤。筋断、筋离为代表的形态结构异常，筋急、筋弛为代表的状态异常均可能从不同层面影响骨折的治疗与恢复。治疗方面，《圣济总录》认为"究图疗治，小则消肿而伸挛，大则接筋而续骨"，该书同时关注了解剖结构与功能的恢复。在骨折治疗的过程中，恢复筋骨的基本生理结构是前提，同时，由于"筋束骨"生理关系的存在，针对不同骨折，通过有益的活动（功能锻炼），可以有效促进骨折愈合，帮助功能的恢复，而不利的活动则会对骨折愈合产生不利影响。

二、筋骨病证的治则、治法

尚天裕教授根据"骨肉相连，筋能束骨"的生理特点，提出了"筋骨并重"的治疗原则，这是筋骨类疾病治疗的核心原则，是中医学整体观念与治病求本原则在筋骨类疾病治疗中的具体体现。他还指出"治疗骨折是目的，而所采取的措施都是针对软组织的"，这对此后骨折乃至软组织损伤的中西医结合治疗产生了较大影响。

临床上，针对筋断骨折、筋离骨错、筋急骨痛、筋弛骨软等病理状态，基本治法主要有续筋接骨、理筋正骨、柔筋安骨、荣筋补骨等，各种治法互为补充，交互为用。

1. 续筋接骨

针对各类损伤造成的筋断骨折，《仙授理伤续断秘方》提出了续筋接骨的系统疗法。续筋接骨以接骨为核心，分为"拔伸""或用力收入骨""捺正""夹缚"等具体步骤。手法整复、小夹板外固定为核心的中西医结合骨折治疗体系，将"筋束骨"理念贯穿始终。当前创伤类疾病的治疗仍以续筋接骨为基本治法，虽然技术手段不尽相同，但目的都是恢复筋骨的生理结构，进而保护其生理功能。通过外固定装置增强筋的约束力量，在静力系统中可以维持骨的位置。通过功能锻炼增加筋的有益运动，可以使骨折残余的畸形在动力系统中自动复位，例如，在胸腰椎压缩性骨折的治疗中，垫枕练功法能增加前纵韧带及椎间盘前部纤维环的张力，使压缩的椎体逐渐张开而复位。

2. 理筋正骨

针对骨失其正、筋离其位的结构紊乱，可以通过理筋正骨之法进行调节。手法、药物、针刺皆可理筋，且在理顺筋脉，使其恢复解剖位置的同时，兼有舒筋、通筋、松解粘连等作用。正骨以手法为主要干预手段，使折断、脱位、错缝之骨恢复正常位置。正骨往往以理筋为前提，充分地恢复筋之通、柔的生理状态可以为正骨创造条件，同时将骨恢复到正常解剖位置也可以促进筋的生理状态的恢复。例如，在髋股关节骨关节炎的治疗中，理筋动髋手法能够通过对筋的干预，改变髋股关节位置关系，而髋股关节位置关系的改变，有助于改善髋股关节面异常应力的大小和分布，缓解临床症状，促进筋生理状态的恢复。

3. 柔筋安骨

针对筋失其柔的病理状态，可以通过柔筋之法进行调节，柔筋即可安骨。手法、药物、针灸、针刀等均可柔筋。针对引起筋急的不同原因，具体治法有祛风散寒、补养阴血、缓急止痛、松解筋结。总体上以恢复筋柔的生理状态为核心，筋复其柔，则溪谷舒阔，经络通达，营卫气血流行无碍，利于筋骨正常生理功能的恢复，同时也有助于脏腑疾病的治疗。

4. 荣筋补骨

针对筋骨失于荣养造成的各类疾病，通过补益肝肾、补气养血、活血化瘀、祛风除湿等具体方法，补其根本，畅其通路，使筋骨营养状态得到恢复。多数情况下筋弛骨软的病理状态由虚起病，补其肝肾、滋其气血足矣，但也不能忽视邪气、病理产物在筋骨失荣中的作用，通过祛除邪气及病理产物来使筋骨恢复，以通为补，也是荣筋补骨之法的一个重要方面。

【接骨漫话】

一、影响深远的筋骨并重原则

筋骨并重不仅是骨折治疗的核心原则，也是所有筋骨类疾病治疗的核心原则，是中医学整体观念与治病求本原则在筋骨疾病治疗中的具体体现。这一治疗原则的提出，对于当时中国骨科学乃至世界骨科学的发展产生了重要影响，也全面统摄了传统中医骨伤科学的基本治疗方法。

针对各类损伤造成的筋断骨折，手法整复、内外用药与外固定相结合成为中医治疗骨折的基本方法。现代创伤类疾病的治疗仍以续筋接骨为基本治疗方法，虽然在技术手段上不尽相同，但目的都是为了恢复筋骨的生理结构，进而保护其生理功能。目前，骨折的内外固定技术取得长足的发展，在恢复患肢解剖结构的同时，更加关注患者生理功能的恢复，关节镜技术的发展也使得更加微创、精准地"续筋"成为可能。

针对骨失其正、筋离其位的结构紊乱，可以通过理筋正骨之法进行调节。随着社会经济条件和科学技术的发展，骨折器械复位、机器按摩等也有了一定的发展和应用，但恢复筋骨正常生理位置、生理状态的目的不变，这些技术的应用仍是理筋正骨法的具体体现。

总体而言，随着当前科学技术发展，具体的治疗手段日新月异，不断丰富着上述基本治法和筋骨并重原则的内涵，但整体上关注筋骨之间的生理和病理联系，充分利用二者关系，通过筋骨相互影响，促进疾病或创伤康复，使患者或伤者尽快恢复正常生活的理念，是一贯的。在今天看来，上述观点仍然具有先进性。

二、与时俱进的中国接骨技术

筋骨并重原则是骨伤科基本的治疗原则，需要长期坚持，其指导下的基本治法是相对稳定的，而具体的技术手段则是与时俱进的。中国接骨学以患者为中心，是开放的治疗体系，在过去的很长一段时间，手法复位、小夹板外固定是中国接骨学具有鲜明特色的核心技术。但是中国接骨学也从未拒绝学习和吸纳新的技术，在继承中医传统的基础上，以患者利益为中心，不断将更好的诊疗技术纳入诊疗体系中是中国接骨学一直努力追求的。同时，我们也需要认识到筋骨并重虽然是中国接骨学的原创思维，但也并非仅在中医或中西医结合治疗中有所体现，尚天裕教授就认为当时西方兴起的新型非手术疗法（功能支架派）实际上也体现了筋骨并重的原则。

传统中医学治疗股骨干骨折以"脚跟对齐，脚尖抵正"为评判标准，符合这样的标准说明肢体等长，力线良好，这充分体现了古代医学家治疗的科学性，但是由于难以克服强大的肌肉牵拉，股骨干骨折仍有较高的致残率。中国接骨学在继承传统疗法的基础上，引入了皮肤和骨牵引技术，提高了治疗效果。尚天裕等人治疗成人股骨干骨折，除了骨折断端有肌肉夹入，或斜形骨折上下骨折段背向背移位，需要解脱及回旋手法加以矫正，股骨上、中、下段的其他各型骨折（横断、斜面、螺旋、粉碎、多节）都采用中立位牵引，让骨折自动复位。下 1/3 或股骨髁上伸直型骨折做胫骨结节牵引，其他做股骨髁上牵引。

这种方法在当时取得了较好的疗效，但是随着社会经济和科学技术的发展，骨折复杂程度增加，患者要求不断提高，世界范围内的骨折治疗对于功能、血运等的重视程度不断增加，新材料的应用和骨科医疗器械的发展为内固定治疗带来了保障，微创技术的发展和术后加速康复外科理念的提出极大减小了手术创伤，为患者快速康复提供了有力保障。中国接骨学也在筋骨并重原则的指导下，不断吸收各方先进经验，提高技术水平，在骨折治疗方面取得了进步。基于手术治疗水平的快速进步，尚天裕教授晚年对有限手术也持支持态度。

骨折的治疗无外乎复位、固定、功能锻炼和内外用药四个方面。无论是手术还是非手术，外固定还是内固定，主要解决的都是复位和固定的问题。21世纪以来，股骨干骨折的手术治疗方面，外固定架、接骨板、髓内钉等传统手术方式不断发展，手术器械不断推陈出新，部分解决了手术本身对于软组织和血运的损伤问题。近10余年来，桥接组合式内固定系统、环抱器固定等也取得了长足的进步，丰富了股骨干骨折的手术方法。夹板、石膏外固定及骨牵引技术等非手术疗法则逐渐式微。与手术治疗相比，非手术的外固定疗法在复位方法和器械发展等方面相对滞后，但仍然值得我们不断给予关注。无论是外固定架、接骨板还是髓内钉治疗，都面临二次手术的问题，微创仍是有创，至极便是无创，"无伤的方法"仍是全世界骨伤治疗者的追求。通过非手术疗法未必不能实现不亚于手术治疗的解剖复位，未必不能实现更优的功能恢复，充分利用现代科学技术，直面难题，勇于挑战，不断探索，是每一个中国接骨学继承者、骨伤科工作者的责任。

功能锻炼与内外用药同样不可轻视。尚天裕教授认为"功能锻炼是骨折自动复位动力的来源"，要求股骨干骨折患者在骨折早期做股四头肌收缩锻炼和踝关节背伸跖屈活动，从第2周开始做健足蹬床、双上肢支撑的动作，使臀部离开床面，使髋关节、膝关节被动活动，第3周做健足蹬床、双手拉床上吊杆的动作，收腹、抬臀，使躯干与患肢呈一条平线，第4周，可以扶床梁站立，有原始骨痂形成后，即可去掉牵引，在夹板固定下，扶双拐负重下地活动。现在康复医学的发展也为骨伤术后康复提供了有力保障，许多基于传统中医功法的康复动作也不断得到循证证据的验证。我们需要在对解剖、生理功能深刻理解的基础上，结合二者优势，力争取得新的突破。目前而言，股骨干骨折不愈合仍有较高发病率，虽然钙、维生素D、双膦酸盐、地诺单抗、特立帕肽等抗骨吸收和合成代谢的药物，目前被广泛用于复杂的骨折及骨折不愈合，但传统中医学的三期用药原则仍然不可忽视。

当前，由于世界范围内骨折治疗理念的趋同，大量源自AO、BO、MO的治疗技术在临床上取得较好的疗效，中国接骨学的特色、优势已不再突出，面临着巨大的发展挑战。但是，对骨折治疗而言，并非所有的问题都得到了解决。我们坚信，每一种能够取得更好治疗效果的方法，都必然是因为其能够更好体现"动静结合，筋骨并重，内外兼治，医患配合"的原则。在这样的原则指导下，围绕临床问题，全面吸收材料科学、生物力学的发展成果，广泛学习诊疗经验，深入挖掘作用机制，中国接骨学必然仍将能够为骨折治疗和人类健康做出独特贡献。

【赓续纳新】

一、从手摸心会到 X 射线的发现

股骨不同部位的骨折，因其周围肌肉群的影响而呈现不同的骨折移位形态，加之股骨周围肌群的肌肉行程长，肌肉力量强大，因此骨折后往往具有较大的形变及移位倾向，这给骨折的复位造成一定的困难，在复位时往往需要多种复位方法的联合应用以达到最终的复位标准。如《医宗金鉴·正骨心法要旨》言："夫手法者，谓以两手安置所伤之筋骨，使仍复于旧也。"达到"断者复续，陷者复起，碎者复完，突者复平"，这对正骨手法提出了更高的要求，因为骨折整复得越好，骨折越稳定，骨折愈合越快。只有高标准、严要求才能提高整复技术。

中国接骨学正骨十法之手摸心会，即通过医生手的触摸，直观地了解骨折的具体形态、移位方向，准确地判定软组织的状态，尤其是如何在闭合复位的过程中掌握骨折周围肌肉、韧带等的位置、形态以及在骨折复位过程中的作用力。

而100多年前，伦琴发现了X射线的存在，这为骨的观察创造了有利的条件，使得人们能够更直观地看到骨折后和复位后骨的形态，从而使骨折治疗走向解剖复位的极致追求。

现代科学技术的快速发展为骨折的诊断提供了十足的便利条件，从X射线到螺旋CT的出现，人们对骨折的认识从二维向三维改变，尤其是数字影像技术所带来的3D CT，则可以使人们更直观地看到骨折的详细形态。近年来，基于CT数据的3D打印技术可以完美地展现骨折的具体情况，极大限度地降低了诊断门槛。但是，骨折不仅仅是骨的断裂，同时伴随着肌肉、筋膜、肌腱甚至血管和神经的损伤，对骨折的认识也需要用整体观。

软组织是把双刃剑。一方面，伤后肌肉功能的紊乱，肌肉收缩以及骨筋膜的张力改变、韧带位置变化等，均成为骨折移位及制约骨折复位的主要因素；另一方面，在骨折复位后，软组织在骨的周围形成类似夹板的作用，从而维持骨复位后的稳态。尚天裕教授在骨折治疗应遵循的原则中提到"治疗骨折是目的，而所采取的措施都是针对软组织的"。手摸心会则是通过传统诊察手法，触诊患者骨伤局部，从而对骨以及软组织所处的真实状态有一个更为直观、清晰的认知，有利于在整复时有针对性地选择施加力的方向及大小，以减少复位的不利因素，最大化发挥软组织的有利作用。

骨折手术治疗在追求解剖复位的同时，也带来了切开复位的诸多并发症，如早期手术的入路不完善造成的神经、血管损伤，严重的感染并发症，以及术后关节僵硬、肌肉萎缩、肌腱粘连、骨质疏松、骨折延迟愈合或不愈合等。即便如此，切开复位内固定仍然是骨折治疗的主流，"广泛固定，完全休息"一度成为骨折治疗的金科玉律。

二、股骨干骨折复位中肌肉动力的作用

拔伸牵引在股骨干骨折的整复过程中尤为重要。股骨周围肌肉群的特点及所引起的骨折后形态的特殊性，决定了在股骨的闭合整复中，需要用较大的力去克服肌肉抵抗，从而纠正重叠移位。这种肌肉的抵抗力往往是非常强大的，即使在麻醉状态下，仅靠两个人的力量仍然难以做到，尤其是对于 6 小时之后的骨折来说，其断端血肿形成，刺激肌肉产生的疼痛，会导致肌肉进一步挛缩，逐步形成骨折后的稳定状态，将使得复位变得更加困难。现代医学发展的过程中，产生了很多的辅助复位工具，如牵引床、局部牵引复位装置等，均可用来克服肌肉抵抗，纠正重叠移位，从而恢复肢体长度，利于骨折的进一步整复。这些工具可减少人力付出，并且力的作用更持久和稳定。

旋转回绕和摇摆触碰手法的实施，则可以很好地纠正骨折

的旋转移位，尤其是斜形骨折移位后产生的"背靠背"现象，在维持牵引下通过旋转回绕、摇摆触碰的手法操作，使骨折断面之间嵌入的软组织自行解脱，并可以更好地感知骨折断面的对合情况，常可使"背靠背"的骨折断端变成"面对面"。在实施手法时，必须谨慎，避免损伤血管、神经。当有软组织阻挡感时应立即改变回绕手法的方向。

对于周围肌肉群丰厚的股骨骨折，单纯的拔伸牵引及回绕摇摆等手法通常难以纠正一些顽固性的成角畸形，可改用折顶手法，这是一种比较省力的手法。折顶时，术者两手拇指抵压于骨折断端突出的一侧，其他四指重叠环抱于骨折断端下陷的一侧，两手拇指用力向下挤按突出的骨折端，加大骨折端的原有成角；依靠手指感觉，估计骨折远近段断端的骨皮质已对顶相接，然后骤然反折，此时环抱于下陷骨折端的四指将下陷的骨折端持续向上提，而拇指仍然用力将突出骨折端继续向下按，在拇指与其他四指之间形成一种捻搓力（剪力）。用力大小根据重叠移位的多少而定。用力方向可正可斜，单纯前后方重叠移位者可正向折顶，同时还有侧方移位者可斜向折顶。通过这一手法，不但可以矫正重叠移位，侧方移位也可一起得到矫正。而在股骨骨折的操作上，单人双手很难实现，通常需要配合熟练的助手施展双人操作。

重叠、旋转、成角畸形矫正后，侧方移位就成为骨折的主要畸形，需要使用挤按端提的手法进行纠正。对侧移位，可用拇指直接用力，作用于骨折断端迫使就位。以人体中轴为界，内、外侧移位（即左、右移位）用端挤手法；前后侧移位（即上下移位）用提按手法。用挤按端提法进行股骨骨折整复操作时，助手固定骨折近端，术者握住骨折远端，外端内挤或上提下按，部位要明确，用力要适当，方向要准确，着力点要稳。

通过上述手法的实施，简单的股骨骨折或者断面单一的多段骨折均可以达到较为完美的复位，可进行下一步固定操作。而对于受伤暴力较大、骨折粉碎严重的股骨骨折，无论施术者经验如何丰富，仍然难以在短时间内进行准确完美的复位，尤其当存在一些骨块的翻转移位等情况时。针对上述情况，在"制器以正之，用辅手法之所不逮"思想的指导下，发展了经皮撬拨复位、器械复位、有限性切开辅助复位（图5-1）等复位方法。无论是中医骨伤科、中西医结合骨伤科还是西医骨科，良好的复位是大家共同的追求，但在骨的复位和骨附属结构的损伤之间，尚天裕教授给我们提供了更好的取舍思路。

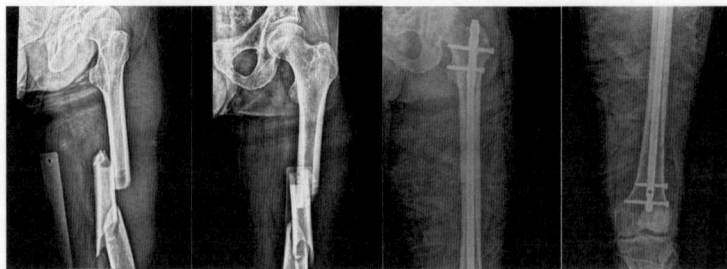

图5-1　患者75岁，男性，采用有限切开辅助复位配合"正骨十法"
手法操作，达到完美的解剖复位，手术创伤小，疗效满意

三、从手法的机触于外、巧生于内到机器人辅助复位

强调骨的生理功能，提示我们不必对解剖复位有过高的追求，尤其是对于股骨等长管状骨的复位，维持骨的力线和长度，恢复其作为运动功能的载体作用即可，以创造条件，恢复患者的正常生活和肢体功能为准绳。现代医学的快速发展，让骨折后的最终形态不仅展现在医生的面前，同时，清晰的 X 线和 3D CT 的展示让患者对自身骨的形态也有了简单而直观的判断。当前，越来越多的患者过于追求解剖对位线的完美，而忽略了医疗的专业性及自身治疗的目的，或者对骨折的治疗有着更高的要求，即不仅仅追求功能的恢复，同时追求解剖形态的完全恢复，使得单纯采用手法闭合复位的治疗受到相当大的冲击，这对骨科医生提出了更高的要求。

近年来，一些人认为机器人辅助手术的治疗从一定程度上限制了手法的发展空间，这种认识广泛存在于中医骨伤科医生或中西医结合骨伤科医生的群体中，但显然这种认知是不恰当的。

手法是"法度"，是"方法"，而非狭义认知中的以传统的手工复位的方法，尚天裕教授给我们提出的正是这样一种有迹可循的方法，无论手段如何变换，仍能一以贯之。无论是采用器械辅助复位还是机器人辅助复位，让器械或机器人复位时的过程仍然按照正骨的法度去执行，显然能够进一步提高效

率，且减少如过度牵拉、暴力对抗等造成骨附属结构及肌肉软组织的隐形损伤，达到机触于外而巧生于内的治疗。

强调骨组织的再生和塑性，提示要把更多的关注点放在不破坏骨周围环境上，如加强对骨膜、骨周围血管、筋膜、肌肉等软组织的保护等，使其功能和形态都不至于因过度追求骨的复位而受到二次损伤，从而避免引起骨的愈合能力下降，减少骨延迟愈合及骨不愈合的发生，降低患者的身体和经济负担。

四、股骨干骨折治疗中的动与静、筋与骨

骨折端的绝对活动和相对固定则给予骨科医生更多的治疗信心和更大的固定方法的选择空间，任何坚强的固定都无法做到骨折端的绝对稳定，越追求绝对的稳定，则意味着有更多的内植物和对骨的干预，这不利于骨的愈合。弹性、可靠的固定方式，如儿童股骨骨折的弹性钉、股骨的髓内钉固定，微创内固定系统（less invasive surgical system，LISS）钢板的桥接固定等技术，都可以达到骨折的可靠固定和进行有利活动促进愈合的双重作用。

随着现代工业和交通运输业的快速发展，股骨粉碎性骨折、多段骨折的占比显著提高，简单骨折反而成为少数，而粉碎性骨折显然无法实现直接愈合，此时应选择间接愈合（图5-2）。间接愈合（二期愈合）是骨折愈合的普遍规律，直接愈合（一期愈合）只是特定条件下的个别现象，这个理念应

该被所有骨科医生所接受并被准确地向患者传达。

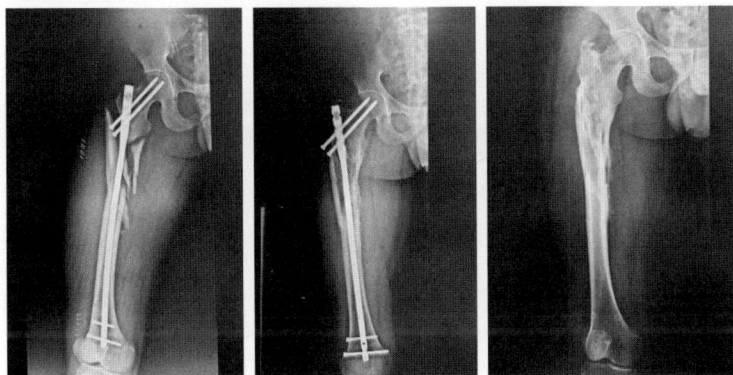

图5-2　高龄患者，股骨上段粉碎性骨折，身体条件较差，不支持开放复位手术治疗，予以闭合复位微创髓内固定，保持了软组织的完整性，术后1年骨折完全愈合，取出内固定后关节功能良好，肢体运动正常

中国接骨学的原创思维便是贯穿骨折治疗始终的功能锻炼。尚天裕教授认为固定之后的功能锻炼对患者的康复有至关重要的影响，制动会产生钙和蛋白代谢作用的负平衡，废用会引起骨质和其他组织的萎缩，而功能运动时断端间的紧密接触和相互间的对抗作用，有利于骨痂生长。

这种功能锻炼的理念与1997年丹麦外科医生提出的加速康复外科理念有着异曲同工之妙，而前者的提出和运用比后者早40多年。这种贯穿治疗始终的功能锻炼正是基于筋骨并重、动静结合的中国接骨学思维。

肢体骨折后，周围血管立即扩张，整个患肢呈充血状态。骨折整复固定后，及早功能锻炼可以发挥肌肉对血液循环的"水泵"作用及肌源性调节作用，促进肢体软组织修复和骨内血液循环。肌肉活动时所产生的乳酸等代谢产物，可刺激局部血管使其扩张，肌肉内备用血管的开放可使更多的血液通过。血运的快速重建和恢复不仅可以回收骨折局部的代谢产物，而且带来了成骨过程中所必需的氧和其他物质。在氧气充足的条件下，骨折局部的间叶组织细胞分化成骨细胞的数量增多，成骨细胞形成骨基质及其钙化亦可得到保证，新生骨即能迅速形成。

一直以来，骨折引起的关节功能障碍成为影响骨折治疗效果的一个主要因素。关节内滑膜在其抵止部反折并形成皱褶，容易彼此粘连，而关节长期固定则加剧粘连的发生，轻者通过锻炼和手法按摩可缓慢恢复，重者则会出现永久性的关节活动限制。

关节囊挛缩是造成关节外僵硬的主要原因。关节附近的血肿在机化过程中，在关节周围各层组织之间形成的瘢痕组织，也是影响关节活动的因素之一。长期以来，骨科医生重骨折而轻锻炼的定式思维严重影响着患者的预后，常常使骨伤成为骨病。而基于骨折整复固定后即刻开始的关节活动，可以促进关节滑液的分泌及循环，防止滑膜粘连和关节囊挛缩。

【传承心悟】

一、对中国接骨学传承之深思

中国接骨学遵循辩证唯物论的观点，认为在骨折治疗中，固定与运动同样重要，骨折愈合和功能锻炼恢复相辅相成，局部与整体同时兼顾，外固定只有通过患者机体的内在固定力才起作用。筋骨并重理论的提出更是先于 BO 学派的理论体系，并且具有丰厚的底蕴，其认识体现在以下几个方面。

其一，治疗骨折是目的，而所采取的措施都是针对软组织的。现代骨科医生对待骨折的聚焦点都在骨的形态改变上，而其治疗也局限于骨的复位和固定，相对而言，对软组织的关注则较少。学好中国接骨学，做好传承，就是要深刻领悟筋骨并重的思想内涵，把软组织与骨，以中医理论的互根互用和整体观的辩证思维有机统一起来，做好筋骨并重思想的传承工作。

其二，创新思维，利用工程学方法，深入研究人体骨骼系统，在中国接骨学三分量的基础上，对人体主要运动系统进行分解研究，如对于脊柱按照颈、胸、腰、骶细化研究方向，对于下肢按照髋关节、大腿、膝关节、小腿、踝关节、足等，通过各个部位的分解研究，建立健全筋骨并重的理论体系及获得现代科学研究支持，同时要将分解研究的成果辩证统一、整合研究，从而形成一整套可分可合的运动系统数据库，体现整体观和个体化论治差异的中医逻辑思维。

其三，深入贯彻在运动中治疗，以快速恢复运动功能的治疗理念，结合现代医学的加速康复外科理念，将筋骨并重的早期运动康复理论发掘运用，因为恢复运动功能就是运动系统疾病治疗的最终目标。中国接骨学具有极其显著的先进性和科学性，是中国骨伤前辈超前思维的智慧合集。

其四，在重视软组织作用的同时要最大化利用好软组织。骨伤判断时要做好软组织情况的准确评估；复位时要掌握软组织的作用力，充分发挥骨周围软组织的内在夹板作用，利用好肌肉力量的平衡在维持骨的正常形态方面的作用，以肌肉的主动运动来改善局部症状，促进局部血液循环，加快骨的新陈代谢，刺激骨的生长和愈合；充分发挥中医辨证论治的思维模式，通过对肌肉软组织损伤的中医药特色治疗，来达到治伤和防病的目的。

二、对中国接骨学传承之反思

AO学派和中国接骨学是在20世纪50年代同步发展起来的，自创立以来，都在发展中不断创新、不停地自我改进而日臻完善。AO学派用了数十年的时间，才逐渐完善到BO的软组织与骨同等重视的理念。可见，中国接骨学理论体系从创立之初，就具备超强的先进性和预见性，但为什么现状不尽如人意呢？原因有三。

其一，AO 学派依赖现代科学的飞速发展，在技术层面及材料学方面都有了长足的发展，反观中国接骨学，不论在基础理论还是临床研究与应用方面都呈现不同程度的停滞状态，发展形势严峻。究其原因，应该承认 AO、BO 的研制、开发、推广、经营全方位一气呵成已成规模，对我国骨伤科领域也颇具影响，越来越为人们所接受和欢迎。

其二，我们自身还有诸多消极因素也约束了中国接骨学的开拓与发展。在观念上尚存在很多误区，往往把中国接骨学定位在小夹板、不开刀的层面上而走进了"死胡同"。其实，凡经历中西医结合治疗骨折发展到中国接骨学的研究及临床应用的学者，都会记得它的特色及生命力的源泉，恰恰在于其在科学范畴中打破了门户之见，取中、西医之长，整合发展为源于中、西医而优于中、西医的新兴医学。它作为一种应用科学，必须不断更新、不断创新，才能满足人们的需要及期望。中国接骨学集中、西医之长，理应赓续纳新，做好发展规划并持续性完善体系建设，广泛推广应用，这也是中国接骨学的必由之路。

其三，新时代中国接骨学的发展方向，首先仍然需要汲取现代医学的最新进展，无论是理论研究还是技术、材料革新，要博采众长，从而不断充实和发展。尤其是 BO 的一些新概念，例如临床上新型内固定物的设计及应用，手术切口的改良，复位方法的限制，固定技术的调整等，均需要关注。具体体现的微创术式有微创钢板固定（minimally invasive plate osteosynthesis，MIPO），不扩髓股骨髓内钉固定（unreamed femoral nailing，UFN），不扩髓胫骨髓内钉固定（unreamed tibial nailing，UTN）等，其发展理念与中国接骨学"十六字原则"不谋而合。中国接骨学完全可以吸纳上述 BO 新概念，充实自身的理论基础，扩大"十六字原则"的适用范畴，从而形成新时代的中国接骨学理论体系。

（王志勇　魏光成）

第六章　医患合作，治疗体系的人文理念

　　我们治疗的对象是人而不是物，从表面上看来，是医生给患者治疗疾病，实际上医生只能是按照疾病发生、发展的客观内在规律，为患者战胜疾病创造有利条件，任何医疗措施必须通过患者机体的内在因素和主观能动性才能发挥作用，不应该将患者置于被治的地位。要治病首先要治人，人是物质的，也是精神的，人固为一部机器，唯人是万物之灵，有意识、能思维、富感情、善适应，为最自动化的有机整体。在一定的条件下，患者的精神状态和主观能动性，对疾病的发生、发展及转归起着关键作用，患者才是治疗中的主力。

——尚天裕

【古今医论】

一、以人为本，注重功能

　　"我们治疗的对象是人而不是物"，这充分体现出尚天裕教授在治疗骨折时独具匠心的人文思想，他治疗骨折的基本出

发点是要治疗"骨折的人",而非单纯的"人的骨折"。

中医学自古强调治病在于治患病之人,《黄帝内经》指出"天覆地载,万物备悉,莫贵于人"。唐代孙思邈在《备急千金要方》中强调"人命至重,有贵千金""若有疾厄来求者,不得问其贵贱贫富,老幼妍媸,怨亲善友,华夷愚智,普同一等,皆如至亲之想"。孙思邈重视"疾厄来求者",指出应从仁的角度,要有"发大慈恻隐之心,誓愿普救含灵之苦"的意愿,这是医德的范畴,而与治疗的本质有一定的差异。

尚天裕教授认为治疗"骨折的人",即需要恢复骨折的人的肢体运动功能。正是这一理念,触发了更深一层的人文方面的思考,即解决结构问题还是恢复功能的探讨。

他认为治疗骨折是使骨折的人恢复应用的功能,将骨折愈合与功能恢复齐头并进。功能活动是骨折治疗的一个重要步骤,而功能活动需要发挥患者的主观能动性,即患者的参与对治疗结果具有重要的影响,这也是"医患合作"的原始思维。而这一点与近十余年发展起来的康复理论不谋而合。可以说,尚天裕教授在提出中国接骨学理论时,已将目前较为流行的快速康复外科理念和康复医学的相关内容有机地融入其中,并且体现在其临床实践中。

二、动静之机,动以养形

早在《素问·异法方宜论》中就提到导引按跷的治疗方

法。《吕氏春秋·古乐》："昔陶唐氏之始，阴多滞伏而湛积，水道拥塞，不行其原，民气郁阏而滞著，筋骨瑟缩不达，故作为舞以宣导之。"罗泌在《路史》中记载："阴康氏之时，水渎不疏，江不行其原，阴凝而易闭，人既郁于内，腠理滞著而多重腿，得所以利其关节者，乃制为之舞，教人引舞以利道之，是谓大舞。""大舞"，即以运动的形式进行功能锻炼，以达到宣导气机、活利关节的目的，也是导引的一种形式。《金匮要略》谓："四肢才觉重滞，即导引、吐纳、针灸、膏摩，勿令九窍闭塞。"其中导引就是功能锻炼的方法。《备急千金要方》谓："养性之道，常欲小劳，但莫大疲及强所不能堪耳。"宋代养生学家蒲虔贯更是将"小劳"作为一个特有名词，给予了明确的定义，即"养生者，形要小劳，无至大疲。故水流则清，滞则浊。养生之人欲血脉常行，如水之流。坐不欲至倦，行不欲至劳。频行不已，然宜稍缓，即是小劳之术也"，由此发展出了"小劳术"。此后历经发展，形成了如八段锦、易筋经等各种功法，"动以养形"的中医养生康复思想，逐渐为大众所接受。

尚天裕教授在骨折治疗的动与静的问题上，一直以"固定是相对的，而运动是绝对的"为原则。他认为，绝对的静止并不利于骨折及后期功能的恢复，这是中医"动以养形"思想与中西医结合骨折治疗思维的完美结合。

尚天裕教授认为，骨折的顺利愈合，需要适当的固定

（静），也需要适当的运动（动），并且应当将静与动运用到全身，也应运用到骨折断端的局部。在分析动静的合理性问题上，尚天裕教授认为对不利的动（局部或全身的），如骨折局部的扭转、成角、剪力和分离，以及过度消耗性的运动，应加以控制，这是静的意义；有利的动，如骨折断端局部的对抗性冲击，骨折上下关节有控制的屈伸运动，以及促进代谢的全身性运动，应加以鼓励，这是动的意义。尚天裕教授提出骨折的功能锻炼原则：以保持骨折对位、促进骨折愈合为前提；以恢复和增强肢体的固有生理功能为中心；从整复固定后即开始并贯穿治疗全过程；既要在医务人员指导下进行，又要充分发挥患者的主观能动性。

【接骨漫话】

一、医学人文思想融入骨折治疗

什么是人文？人文是人类社会的各种文化现象。各地域的社会环境不同，其文化现象自然就会有诸多差异。医学人文更是由于各地域文化现象的不同，而对医学的一些本质内容会有较大的认知差异。而中医的许多人文思想早已根植于我们内心深处，而尚天裕教授利用其独到的眼光巧妙地将我们本有的人文思想与现代医学融合在一起。

尚天裕教授从医学人文角度出发，重视人在治疗中的主观能动作用，强调治病首先要治人，人不仅是物质的，也是精神的，人不只是一部机器，人有意识、能思维、富感情、善适应。

尚天裕教授在治疗骨折过程中，强调"医患合作"，充分调动患者的积极性，让患者本人参与到自己骨折的治疗中。如股骨干粗长，杠杆作用力大，其生物适应性也强。股骨干一般为斜面骨折、螺旋骨折、粉碎性骨折，在股骨髁上进行牵引后，用夹板、纸压垫固定，通过固定和患者有节制的活动，对骨折对位不利的肌肉动作加以控制，而对骨折对位有利的肌肉动作加以发挥，骨折多可以自动复位。这样，大腿肌肉多、肌张力强就可以转化成为维持骨折对位或促进骨折自动复位的有利因素。又如脊柱椎体压缩性骨折"自身复位法"，就是将正确的练功方法教给患者，患者利用背伸肌的收缩活动，来增加前纵韧带的张力以达到骨折复位。只要患者坚持正确地锻炼，就能使骨折复位，达到治疗的目的。

治疗骨折，应重视患者的积极作用和人的软组织在骨折治疗中的作用，不能只借助外力来整复、固定骨折，把人的肢体当作一"用具"来修理，从而忽视了肢体本身的内在固定力和人在治疗中的主观能动作用。同时，在治疗中不要增加患者的肉体痛苦及精神负担，要充分发挥人在治疗中的主观能动作用和骨折局部的自然修复能力，骨折固定要达到不增加局部损伤而将骨折复位且不妨碍肢体活动的目的，使患者在骨折治疗期间能过上接近正常人的生活。把骨折的复位、固定和功能锻炼有机地结合在一起，克服了过去将三者机械分开所产生的弊端，从而使骨折愈合和功能恢复的速度和质量上都达到比较理想的结果。

尚天裕教授洞察国内外治疗骨折的原则和方法，从医学人文角度出发，创造性地提出以人文学为主导的中西医结合骨折疗法。他认识到，骨折是常见病、多发病，不是什么疑难症，各种疗法都可取得一定效果。多数骨折不加治疗，也可愈合，但可能会遗留功能障碍。他引用现代骨科奠基人之一 Robert Jones 早在 1921 年所说的"功能是矫形外科医师的目标，其专业是了解并选用最好的方法去获得功能"。当代多数学者也一致认为，骨折治疗应让患者早日出院，使其恢复正常人的生活。这就是说，治疗骨折要以最大的安全、最小的负担、最好的疗效、最有利的功能活动去保护患者。

二、医学科普知识惠及患者人群

尚天裕教授站在患者的角度，用通俗易懂的语言让患者理解他是怎样治疗骨折的，他多次强调骨折固定不要影响肢体的活动，让患者在治疗期间过着接近正常人的生活。他还多次引用 Clay Ray Murray 提出的理想骨折疗法，即"用仁慈无损伤的办法让骨折对位，将骨折局部固定而不要影响关节的活动，让患者在骨折愈合期间能生活得像正常人一样"。为了让患者明白治疗的原理，Girdle Stone 说："骨头是树苗，它的根扎在软组织中，接骨者应该像园丁，而不是泥瓦匠、木匠和铁匠。"

为了说明坚硬钢板弹性模量高于密质骨弹性模量所产生应力遮挡，尚天裕教授用拟人的手法模拟了骨与钢板的"对话"。骨对接骨板说："你在那里，我还能干什么？"接骨板说："有我替你顶着，你就休息吧！"这些高深的医学学术和专业理论被尚天裕教授讲得通俗易懂，使患者明明白白。

根据具体骨折的部位、类型、稳定程度和患者的主观能动作用，尚天裕教授提出在骨折复位固定期间，患者可以进行适当的肢体功能锻炼，从而达到在骨折愈合的同时，肢体功能亦完全恢复正常。

功能锻炼分为主动运动（即自动运动）和被动运动，其中主动运动是最好、最主要的锻炼形式。主动运动时，患者要用力，保持肌肉紧张，利用肌肉的拮抗作用，使骨折断端稳定，以健肢带动患肢，使动作协调，肢体对称平衡。

1. 主动运动

主动运动的功能锻炼按骨折愈合的临床过程分为以下 4 个阶段。

第一阶段：外伤性炎症恢复期。

时间：伤后 1～2 周。

伤情：局部疼痛，肢端肿胀、骨折断端不稳定，开放的软组织损伤需要修复。

目的：促进肿胀消退，防止肌肉萎缩，预防关节粘连。

方法：主要形式是肌肉收缩锻炼，主要是肌肉的等长收缩训练，具体方式因上下肢而异。上肢的锻炼主要有握拳、吊臂、提肩等。而握拳是上肢活动的基本动作，握举时一定要用力，使手指能完全伸直和屈曲。只有紧紧握拳，上肢肌肉才能发力，骨折断端才可相对稳定，也才能做吊臂、提肩等动作。在关节近端的骨折，如桡骨远端骨折、肱骨髁上骨折、肱骨外科颈骨折等，骨折稳定者也可做一定范围的关节伸屈活动。下肢的锻炼有踝关节的背伸，股四头肌收缩锻炼，使整个下肢肌肉用力，而后放松。足踝部骨折可做患肢抬高活动，经过整复的胫腓骨骨折、股骨干骨折，只能在枕垫及支架上做肌肉收缩活动。

第二阶段：骨痂形成期。

时间：伤后 3～4 周。

伤情：此阶段局部疼痛消失，肿胀消退，一般性软组织已修复，骨折断端也初步稳定，有了纤维组织粘连，骨痂也开始出现。

目的：逐步开始关节活动。

方法：除继续进行更有力的肌肉收缩锻炼外，只要患者肌肉有力，骨折部位不疼，上肢骨折患者能握紧拳头，即可做一些自动性关节屈伸活动，先由单一关节开始而后发展到多关节协同锻炼；下肢骨折患者在踝关节背伸或患肢抬高活动时，足不发颤，就可开始扶拐步行。牵引的患者可通过全身的主动运动来带动患肢的关节活动。

第三阶段：骨痂成熟期。

时间：伤后 5～7 周。

伤情：局部软组织已恢复正常，肌肉坚强有力，骨痂接近成熟，骨折断端已相当稳定，在夹板保护下，增加功能锻炼的次数及范围，不使骨折发生移位。

目的：扩大关节活动范围及能力。

方法：除不利于骨折愈合某一方向的关节活动仍需要限制外，其他方向的关节活动的次数及范围都可以在患者力所能及的范围内加大。合并牵引的患者，解除牵引后，扶拐负重，直至临床愈合、解除外固定为止。

第四阶段：临床愈合期。

时间：伤后 8～10 周。

伤情：骨折已达临床愈合标准，除少数特殊情况外，外固定都已解除。

目的：运动功能的全面恢复。

方法：在固定期间所控制的某一方向的不利活动，也应开始锻炼以恢复其功能，功能活动恢复后，即可做些力所能及的工作，在工作中局部功能将得到全面锻炼。

2. 被动运动

患者肌肉无力尚不能进行主动运动时，可以在医护人员帮助下进行辅助性运动。如一骨多节性骨折患者、同侧肢体多发性骨折患者、关节面受累的关节内骨折患者，以及并发症严重不能主动运动患者，均应在医护人员协助指导下做一些辅助性的被动活动。依其作用不同分为两种方式：①按摩，主要适用于骨折部及其远端有肿胀的肢体，其作用为消肿、化瘀、促进循环、解除粘连；②舒筋，主要是帮助患者活动关节，早期可防止关节囊挛缩、肌腱粘连，晚期可松解挛缩及粘连。

【赓续纳新】

"筋骨并重，动静结合，内外兼治，医患合作"是尚天裕教授所提出的中西医结合治疗骨折的基本原则。

仔细研读，不难发现，这一原则不仅在骨折、骨伤疾病治疗的范畴内具有普适性，它同样适用于康复领域内的肌肉、骨、关节问题。十六字原则从哲学层面讲，讨论了筋与骨、动与静、内与外、医与患四对矛盾。从现阶段骨科疾病治疗的发展来看，这四对矛盾依然是骨科疾病思考的重点，同时随着现代康复的普遍应用，它也可以作为骨科康复治疗的指导原则。也就是说，如何利用这四对矛盾，是中医骨伤康复思辨方法的核心议题。

一、骨伤康复之筋骨并重

在中医学的筋骨概念中，筋的含义相对较为广泛，一般是指骨骼肌、韧带、关节囊及其相关血管、神经等骨周围一切软组织，骨包括骨骼及骨关节。骨为筋提供了附着点与着力点，筋为骨提供了连接与动力，"以骨为支架，以筋为联结"，二者相互影响。从力学特征上看，骨为支架，筋则分两类，一类为动力源肌肉及其附属肌腱等，一类为关节囊、韧带等骨的联结部分。从结构的变化上看，骨的结构较稳定，但一旦结构改变，则几乎不可逆；肌肉筋膜、肌腱等筋的结构则不同，其易改变，可塑性也强。

结构决定功能。在骨伤康复领域内，我们可以对结构与功能加上相应的定语，即肌肉筋膜的异常结构决定了肌肉筋膜的异常功能，骨关节的异常结构会决定骨关节的异常功能。筋结构异常多表现为筋急、筋短、筋挛等，并且疼痛多出现在关节附近肌肉起止的位置；骨关节的结构异常多表现为关节的慢性退行性改变，也包括急性的骨折与脱位等。关节退行性改变这一结构异常决定了骨关节功能的异常，从而出现关节部位的疼痛，关节活动受限。由于肌肉的起止部位也多在关节周围，因此，骨科许多疾病如关节退行性疾病、腰椎间盘突出症等，以慢性疼痛、关节活动受限等为主要表现的疾病，即包括了

"筋"结构异常所导致的功能问题，也包括"骨关节"结构异常所导致的功能问题。由此，在评估疾病的功能异常问题时应该仔细判断筋与骨关节两者哪个方面的相关度更高。

筋与骨的不同结构特点决定其具有不同的功能。中医筋伤学，是以"筋"为研究核心所建立的学科。《黄帝内经》谓"病在筋，调在筋"，这是有关筋伤治疗的最早论述。尚天裕教授提出的中国接骨学则是建立在筋与骨的辩证关系基础上的，"筋束骨，骨张筋"已经成为了中医骨伤筋骨辨证的基本思维。从筋与骨关节的结构、功能角度看，骨关节疾病引起功能异常的原因，往往包含了筋结构异常与骨关节结构异常两个方面的问题，这也是骨病治筋的先决条件。

小关节结构的细微改变，也会造成较为明显的功能异常。通过对筋结构的调整，能够较快地调整整体的关节功能。此时对小关节进行合理的调整，也就逐步形成中医对骨错缝的认识，并且形成了骨错缝的相关手法。从骨伤康复角度认识筋骨并重，主要是强调筋与骨的结构与功能之间的关系，进而形成相应的治疗方法，我们将其总结为"筋骨并重，重在结构功能"。

二、骨伤康复之动静结合

运动是绝对的，而静止是相对的。相对于静而言，"运动是绝对的"，这说明运动功能是人的基本功能需求，而运动来源于肌肉的收缩，这需要人的主动参与，这也是运动疗法几乎无法被其他疗法所替代的原因。由此也可以看出，运动当中动与静的关系，实际上是围绕肌肉是否收缩、肌肉收缩是否产生运动、不同的肌肉收缩如何影响关节运动等问题而展开的。

肌肉的等长收缩是单纯的肌肉收缩而不产生运动，这种收缩可以是单一的肌肉收缩，也可以是与关节相关的多个肌肉的收缩，而后者在功能康复中更加实用。如易筋经十二段功法，就是以肌肉等长收缩为主要的锻炼形式，并且它更强调稳定肌、原动肌、拮抗肌等多种肌肉的参与。

当肌肉处于等长收缩状态时，原动肌与拮抗肌可以都处于收缩状态，由于关节没有产生运动，也就无法明确谁是原动肌，谁是拮抗肌；而一旦关节产生运动，向心收缩的肌肉就成为原动肌，而离心收缩的肌肉则成为拮抗肌，就会有原动肌与拮抗肌这对矛盾关系出现。此时，如果拮抗肌收缩力较大，原动肌在收缩时就会有较大的阻力，关节运动就是一种抗阻力运动，其阻力来源就是拮抗肌。在日常生活中人们不会以这种方式进行运动，因为它会消耗更多的能量，耗费过多的体力，但在传统运动功法中这是一种重要的训练方法。

总之，肌肉等长收缩状态虽是静态，但内动依然产生，随时可以使关节产生运动。而在运动的整个过程中，肌肉都是占主动地位的，而关节处于被动状态。仔细分析关节运动与肌肉收缩之间的关系，很有可能进一步揭示关节动与静的关系。我们可以通过评估肌肉、关节在功能异常中的权重，进而制订相应的肌肉关节治疗、训练方案。因此，从骨伤康复角度认识"动静结合"，主要是评价肌肉关节的动静关系，即主动运动与被动运动之间的关系，我们将此总结为"动静结合，合于主动被动"。

三、骨伤康复之内外兼治

骨科康复在针对骨关节、肌肉的同时，还应该从整体的角度，即神经控制下的肌肉关节系统进行评估。从康复医学角度看，如果说脑组织是身体功能的核心，那么肌肉骨骼系统就如同完成指定功能的工具。肌肉、骨关节结构的异常，就像是工具的损坏；而神经对肌肉关节的控制，则提示脑神经组织是否会用或是善于使用它的工具。这种控制不单包括颈腰椎间盘对神经压迫所引起的功能异常，更包含了肢体的本体感觉、身体空间位置觉、平衡反馈等内容。因此，在评估肌肉关节系统的同时，绝对不能忘记神经控制方面的问题。

中医学与康复学在对人体认知上有所不同，中医学受传统文化的影响，讲求自身状态的调整，注重"天人合一"的思想，如《金匮要略》所言"五脏元真通畅，人即安和"，其治疗目的就是使人恢复"五脏元真通畅"的状态。

"内外兼治"是中医骨伤学的原则之一。局部病变，不忘查其整体；筋骨为病，不忘审其脏腑。这是中医学对潜在功能异常的深入审视的表现。作为中医伤科内治法，"内外兼治"是一大特色。同时，中医学认为"邪之所凑，其气必虚"，疾病变化无不由"正气虚，邪气干"所致，正如《金匮要略》所言"若人能养慎，不令邪风干忤经络；适中经络，未流传脏腑，即医治之。四肢才觉重滞，即导引、吐纳、针灸、膏摩，勿令九窍闭塞；更能无犯王法、禽兽灾伤，房室勿令竭乏，服食节其冷热、苦酸辛甘，不遗形体有衰，病则无由入其腠理"。邪不入腠理，是正气充盈的体现，也是养慎的结果。

中医骨伤，其病多在经络之间，筋骨之处，其病在外行于皮肤分肉之间，入内则留于筋骨之间，脏腑之内。究其病位，形于肢体，候在脏腑。中医有取象比类之法，如果将脏腑比作城，那么筋骨四末则如郭，筋骨四末与脏腑之间有内外之别，四末为脏腑之外围，因此，虚邪贼风易入肌表，寒湿之气易搏于肢体，损伤瘀血易停于脉络，其程度均与筋骨四末这一"城郭"的状态有关。

因此，中医骨伤康复在针对肢体康复的同时，更加关注人的整体功能状态，利用方药、导引、养生等各种方式，以帮助患者恢复到"五脏元真通畅"的良好状态。由此可见，无论是中医骨伤学还是现代康复学，都重视肌骨关节局部与全身整体的关系，我们将其总结为"内外兼治，不忘整体局部"。

四、骨伤康复之医患合作

医患合作不单是中国接骨学的基本原则，同时也是康复医学的重要一环。教育与训练是康复医学的重要手段，因此医患之间的相互合作必然贯穿在整个康复过程当中。

在康复训练中，也需要根据患者的经历背景、文化基础、运动习惯等方面的特性，安排相应的康复训练计划，以便更有效地发挥其主观能动性。如前所说，运动疗法是不可替代的治疗，运动需要患者自己主动完成，而如何运动则需要医生的指导，只有医患之间有效沟通、良好合作，才能使运动作为一种疗法，使患者受益。同时，康复效果与医患合作的契合度密切相关。因此，对中医骨伤康复而言，对医患合作的要求应该更高，我们将其总结为"医患合作，贯穿康复始终"。

【传承心悟】

一、对中医功法与现代康复融合之道的思考

尚天裕教授注重康复，他把康复视作骨折愈合过程中的一个阶段，而不是将康复与骨折愈合割裂开。这也是中国接骨学理论的一大特色。尚天裕教授虽未单独讲康复，但其理念处处不离康复。

回顾尚天裕教授治疗骨折的中西医结合之路，大致分为以下5个阶段。第一阶段是中医大夫和西医大夫的结合，也被称

为捏合阶段，这是中、西医之间相互了解、发现彼此长处、相互学习的过程。第二阶段是中、西医在诊断和治疗方法上的结合，被称为混合阶段，此阶段主要是在学习传统正骨手法的基础上，结合现代医学知识，总结出十大骨折整复手法，以小夹板局部外固定为主要方法的中西医结合治疗骨折新方法，并在实践中为不同类型骨折总结出不同的练功术式，指导患者进行锻炼。第三阶段是中、西医治疗骨折在理论上的结合，这是真正的融合阶段，这时尚天裕教授利用哲学思想创造性地提出中、西医治疗骨折的分歧主要体现在"动与静""骨与筋""内与外""医与患"这四对矛盾上，并认为在这四对矛盾中，"动与静"是主要矛盾，前者又是矛盾的主要方面，由此孕育出了著名的中西医结合治疗骨折的十六字原则。第四阶段是新理论指导下的具体实践，此时中、西医结合取得了新的进展，尚天裕教授用哲学的眼光不断扩大中西医结合新理论治疗骨折的范围，从新鲜到陈旧、从四肢到躯干、从骨干到关节内、从闭合到开放感染均取得了进展。第五阶段是利用现代医学科学研究证实这一理论的正确性，从而推动了生物力学在中西医结合治疗骨折中的发展。

中西医结合之路是偶然也是必然，偶然之处在于两者在方法上的混合，必然之处在于两者在哲理上的相通，尚天裕教授创造性地利用"对立统一规律是宇宙的基本规律"这一哲学思想，巧妙地将中医学与西医学治疗骨折的思想、方法融合成了一个新的理论，中国接骨学也由此诞生。我们是否能够追随尚天裕教授的心路历程，在中医骨伤康复领域再融合一次呢？

继中国接骨学之学术特点，我们也逐步将中医传统练功方法与现代康复相结合，发现现代康复中许多技术的理论基础与传统功法的训练内容有诸多相似之处，在功法训练与康复技术相融合的道路上应该可以走得更好、走得更远。

二、中医练功康复方法的训练治疗体系

练功的主要形式是肌肉收缩锻炼，其中主要是肌肉的等长收缩训练。我们认为，运动疗法之所以不可替代，是因为它的治疗形式是主动运动，而主动运动的具体方法就是肌肉收缩。不同肌肉收缩所引起的运动特点也有所不同。不同的肌肉收缩模式所引起的关节运动与控制就会有一些细微的差异，这种差异对慢性劳损、术后功能锻炼会有一定的影响。基于这一思考，我们把肌肉收缩的相关内容、姿势控制内容与传统功法相结合，以姿势控制（即关节控制与肌肉控制）为基础，解读功法动作特点与康复意义，并进一步将其应用于康复训练中。

在功能锻炼的层次方面，尚天裕教授反复提到了"保持肌肉紧张""利用肌肉拮抗作用""自动性关节伸屈活动，先由单一关节开始而后发展到多关节协同锻炼""健肢带动患肢，使动作协调，对称平衡"等方面的内容，这些正是功能康复训练体系的核心原则。在传统功法中，易筋经十二段功法

就是利用"保持肌肉紧张"，通过肌肉等长收缩训练进行功能锻炼的。因此，我们根据尚天裕教授提出的这些功能锻炼原则，将传统功法按照"由简入繁，从静到动，从局部到整体"的规律，加以编制、完善，形成中医练功康复方法的训练体系。

1. 肌肉等长收缩与易筋经导引法——保持肌肉紧张的功法

导引是中国古代养生锻炼的常用方法。"导"指"导气"，导气令和；"引"指"引体"，引体令柔。其特点是通过练功者对自己身心进行意、气、体结合的锻炼，以达到健身和防治疾病的目的。该运动方法主要是肢体运动与呼吸方法的结合。实际上呼吸本身也是一种运动，因此可以将导引看作一种特殊的运动模式。

导引在肢体的运动表现方面以上肢尤为突出，其动作要领都是意识控制手指向远端拉长，多数描述为：如很远处有细绳将手指系住并向远处牵拉，此时近端关节也会在意识控制下伸展。为了维持这一姿势的稳定，关节周围特别是近端关节周围的稳定肌群被激活，维持一定张力的等张收缩以固定关节，从而形成近端关节的稳定训练。这虽然是静止不动的状态，但由于需要对抗重力，稳定肌在此时实际上是一种动态的维持状态，而在运动过程中稳定肌的收缩强度更是根据实际需要而完成，因此稳定肌对关节的稳定始终处于一种动态变化的状态，这有别于韧带、关节囊等组织对关节的静态保护，因此我们把这种稳定性训练称为稳定肌的动态稳定。

这种稳定始于静态训练，易筋经十二段功训练方法就是这一类训练的代表，它与尚天裕教授所讲的上肢锻炼中的"握拳、吊臂、提肩"异曲同工。

2. 肌肉互为拮抗作用的整体运动——利用肌肉拮抗作用的功法

传统运动方法是以关节稳定为前提，稳定肌在运动中为主动肌提供了有效的动态支撑；原动肌和拮抗肌互为拮抗关系，这种"对立统一"的关系，是我们获得良好运动模式的基础。

肌肉具有协同作用的特点，肌肉相互之间有着极为密切的联系，因此在任意一个动作过程中，均会有原动肌、拮抗肌、稳定肌的参与。而原动肌和拮抗肌虽然有互为拮抗的关系，但如果要把这一关系在运动中表现出来，就必须有意识地主动参与，即在运动的同时关注原动肌的向心收缩和拮抗肌的离心收缩，特别是拮抗肌的作用。因此，我们也把这种训练称为意识抗阻训练。

无论是以近端稳定为主要目的的动态稳定训练，还是互为拮抗的意识抗阻训练，均与意识息息相关。因此，当动态稳定的运动形式与互为拮抗的运动模式能够在身体各个部位均得到体现时，以意识指挥的功法运动，就能够逐步形成前面所说的"肌肉若一"的状态，这是传统功法追求的身体运动方面的较高境界。意识抗阻训练在传统武术功法中被广泛应用，如太极拳要求如在水中练拳，体会阻力感；形意拳迈步要有蹚泥之感，也是一种阻力感；推掌时如推千斤重物，同样是一种阻力感，这些阻力多来源于拮抗肌的使用。

3. 从多关节协同运动到整体运动——筋骨肢节平衡的功法

传统功法的动作多是多关节的协同运动，且许多功法是左右对称性动作，它强调"气沉丹田，松静自然"，在协调的运动当中寻找平衡的控制感。所以，躯干、肢体的动态稳定是传统功法训练的前提，传统运动中的"气沉丹田"，调动的就是现代康复运动所讲的核心肌群，先有气沉丹田，才能气运指梢。由此可见，传统运动模式中的一切运动都是建立在稳定性训练的基础上：意识放松下的导引法是基本的或是相对局部的稳定性训练；意识抗阻与导引相结合则是整体的稳定性训练。换言之，传统运动的核心是稳定、稳定、再稳定。这从太极拳推手当中也可以看出，太极拳的推手即是在稳定自身的前提下，破坏对方的稳定。经筋导引功法正是获得这种动态稳定运动能力的基础方法。传统功法的动态平衡协调控制能力，集中体现在了各家武术功法的步法训练上，其中尤为突出的是大成拳的摩擦步训练。它在利用肌肉拮抗作用的同时，强化重心的稳定控制，通过下肢模拟泥中行走、足底搓绳的感觉，从而形成整体运动的步行方式。

总而言之，如果以现代运动相关理论来解读传统功法，那么可以把它视作一种特殊的稳定性运动，这种稳定性运动包含了动态稳定与意识抗阻两个方面的内容，它不同于我们日常的活动状态，是一种较为特殊的运动模式。

（张　宽）

第七章　间接愈合，骨折断端的骨痂"焊接"

　　骨折的愈合、骨组织的再生，一般是先由骨折断端周围的软组织形成骨痂，将骨折断端"焊接"起来，先恢复骨骼的支架作用，而后按照骨组织的生物性能去塑形改造，逐渐恢复正常骨质结构，这种方式一般被称为间接愈合（二期愈合）。在特定条件下，骨折解剖对位，坚强内固定骨折端间隙很小，动物实验证明，骨折断端的哈佛管可以直接增长，经由活的骨质跨过坏死的骨折端直接联接，这被称为直接愈合（一期愈合）。但由于坚强内固定的弹性模量十倍于骨组织，会产生应力代替，导致骨质疏松萎缩，造成愈合慢、质量差、易于再骨折（20%～25%）。按照中医学"将骨折辏接后，却生一等物，如脆骨在周围显示出来，将骨折处把定，如焊药一样"的说法，我们主张二期愈合。国外学者也认为所谓的一期愈合并不是真正的愈合，实际上是一种延迟愈合。

——尚天裕

【古今医论】

一、中医学论瘀血与骨折愈合

《黄帝内经》中有"恶血""血脉凝泣""血凝涩""留血""血著"等 30 余种关于瘀血名称的记载，其中"恶血"与创伤关系尤为紧密。《素问·缪刺论》指出："人有所堕坠，恶血留内，腹中满胀，不得前后，先饮利药。"该书明确了"恶血留内"在创伤疾病中的病理作用。创伤所致的"恶血"也为情志致病和"贼风邪气之伤人"创造了条件，如《黄帝内经》所言"有所堕坠，恶血留内，若有所大怒，气上而不下，积于胁下，则伤肝"，《灵枢·贼风》认为"若有所堕坠，恶血在内而不去，卒然喜怒不节，饮食不适，寒温不时，腠理闭而不通。其开而遇风寒，则血气凝结，与故邪相袭，则为寒痹。其有热则汗出，汗出则受风，虽不遇贼风邪气，必有因加而发焉"。可见，去除"恶血"无论是对于创伤本身的治疗还是其远期预后均有重要意义。

在汉代已经形成"瘀血"的概念，《神农本草经》《伤寒杂病论》等书对此均有相关论述。人们对于瘀血的关注更是贯穿中医骨伤科学的发展历程，如唐代《仙授理伤续断秘方》十分重视瘀血，设立大活血丹、大红丸、大成汤、四物汤等进行治疗，其中四物汤成为后世治疗血证的基本方。另外，《仙授理伤续断秘方》强调"凡损药必热，便生血气，以接骨耳"。这一阶段，中医学认识到气血对于骨折愈合的重要作用，但对于瘀血的认识更多集中于其对气机的影响，而鲜少论述其与骨折愈合的直接关系。

到了元代，《回回药方》较为准确地描述了骨痂的生长过程，"若既壮年、老的人，虽然辏接了，必无再生之力，却生一等物如脆骨，在其周回显出来，将损折处把定，如焊药一般"。尚天裕先生指出，其描写的骨折愈合过程显然是二期愈合方式。同时，该书提及"其恶根源与无用的血已消散，然后有力的血方至病处，生一等物，能坚固其损折处"，指出了去除瘀血对于"有力的血"滋养骨痂生长的重要意义，较前代医家有所突破。

明代吴昆在大黄䗪虫丸方论中指出"干血不去，则新血不生"，经李中梓、王肯堂等转引，"瘀血不去，则新血不生"成为明清医家普遍共识。在创伤治疗方面，明代刘宗厚提出"损伤一证，专从血论"，清代陈士铎更是明确指出"内治之法，必须以活血去瘀为先，血不活则瘀不能去，瘀不去则骨不能接也"，进一步强调了活血化瘀在骨折治疗中的核心地位。这一阶段，瘀去、新生、骨合的有机结合，使得活血化瘀治疗骨折有了充分的理论依据。

尚天裕教授在总结历代医家经验的基础上指出，功能活动也是活血化瘀的重要方法，扩大了活血化瘀的内涵，更好地阐释了功能活动促进骨折愈合的中医学原理。同时，"活血化瘀"也成为骨折治疗的三期辨证用药原则中的早期治疗原则，对于现代骨折的治疗产生了深远影响。

二、现代医学对骨折愈合方式的认识

骨折愈合过程可分为血肿机化期、骨痂形成期和塑形期。这种分类方法，是对一般情况下自然愈合或普通固定下骨愈合过程的形态描述。早期的特点为骨痂的形成和不断增殖，提供骨折修复期的稳定力学条件，中期的特点为骨痂的改建、接受生理应力刺激，后期的特点为骨痂的塑形，逐步恢复接近解剖功能，具有足够强度和刚度的要求，达到正常的功能性力学环境条件。

压应力对骨折断端的刺激，改变了局部的力学环境，使骨折愈合发生了根本变化。加压固定绝对稳定时，骨折端一期愈合，骨折断端直接连接，没有哈氏系统破骨细胞在骨折端塑形改造吸收阶段，但是，这种骨折断端间的直接连接方式，是否真正加速了骨折的愈合过程？是否完全符合骨折治疗的生物学及力学原则？

坚硬的加压钢板固定，使钢板下皮质骨在负重和活动时的生理刺激消除，使骨得不到应力的作用，断端间的应力减少或消失，因而影响成骨过程的细胞活动，没有外骨痂。所以，为了维持断端的连接，防止发生再骨折，要长期保留内固定。但是，加压固定时骨折一期愈合究竟是压力直接刺激的结果还是绝对稳定的环境因素所造成的？这有待进一步验证。

二期愈合则是经典的骨折愈合方式，是间接愈合，通过软骨骨痂来完成，软骨组织转变成骨组织。生理应力提供了组织生长发育和保持体内平衡的主要刺激，功能负重使软骨形成增多，而且使软骨骨化加速，骨痂形成增多，直径增大，横截面积增加，骨痂桥架于骨端间，骨的直径增加使骨承受弯曲和扭转载荷。

由此可见，骨折的一期愈合与二期愈合是在不同固定形式、不同压应力刺激下的两种不同的愈合方式。虽然软骨内成骨的二期愈合与骨小梁直接通过骨折间隙的一期愈合相比，需有一个再血管化和钙化过程，但愈合时间反而缩短。一期愈合虽然没有骨痂形成的中间阶段，但愈合速度并不比二期愈合快。

【接骨漫话】

骨骼无论是外部形态、内部结构还是力学性能，都能充分适应其功能需要，成为相应环境下的最优结构。骨骼是人体的支架，是活动中的杠杆，接受应力及负重是其生物性能，任何违反肢体生理功能、剥夺骨骼生物性能的措施都是有害的。

一、骨骼形态的自然选择

人的骨骼形态是经过千万年自然选择的结果，其形态与功能的完美统一，表现在构造及力学性质上都充分适应其功能活动。骨的主要功能是支持、杠杆及保护。人体的站立等活动完全依靠骨骼的支持及杠杆运动来完成，而骨在发挥作用的同时不断接受物体的反作用力，骨骼就是根据这外力的信息，使自己不断地改建、塑造、完善。

骨骼除了承受身体重量，更多的是承受肌肉牵拉的生理载荷。人的行走、跑跳、持物均由肌肉动力作用于骨骼杠杆来完成，故常常受到弯曲力的作用。我们知道受力弯曲的杠杆的中间部分是不承受应力的，这样所有的长骨均为管状。身体各器官均是遵循这一原则，即自然选择常常使生物机构的各部分，不断地节约。正如歌德所说：为了要在一方面消费，自然就不得不在另一方面节约。骨皮质不断地承受应力，自然选择作用使其发达、坚强，而邻近部位的骨髓腔，却由于长期不用而退化，从骨的血液循环来看，进入骨髓腔的滋养动脉仅有30%供给髓腔本身，70%供给骨皮质，同时骨皮质还有骨膜动脉系的营养。这是达尔文提出的生长补偿与节约原则的充分体现。

长骨的干骺端所承受的弯力相对较少，因其多有肌腱和韧带附着，故其结构为松质骨，但其仍要承受重力的作用。要想解决这个问题，只有增加受力面积和关节间的稳定性。另外在松质骨中可见许多骨小梁，其结构与压应力平行，对承受重力具有十分重要的意义。可见骨骼就像一件精美的作品，让最高超的工匠望尘莫及。

二、骨折愈合的生物控制

一个有组织的系统，根据内外部的各种变化进行多次调节，使系统始终处于某种特定状态，这种过程就是控制。骨折愈合中，断端位移的大小，内部环境的应力改变，胶原受压产生的正电与负电，骨痂的形成与吸收等，都需要控制，使系统保持稳定状态。所以，骨折愈合是一个很复杂的生物学和生物力学的变化过程，生物控制论对揭示其本质有重要意义。

控制系统所处的环境是不断变化的，要实现控制目的，就必须选择各种可以变换的方式，以适应不断变化的外界环境。首先，小夹板可因人塑形，布带的松紧可因肢体肿胀的变化而得到调整，即良好的血液循环和适当的应力刺激。其次，根据肢体的功能适应性，使用纸压垫增加局部效应力，使纸压垫侧向力的分力也部分起到压应力作用。最后，不超关节的局部固定为肌肉的收缩活动和功能锻炼创造了条件。总之，外固定通过系统的反馈控制、稳定控制进而达到最佳控制，使施加应力接近骨折断端多种受力的自然状态，也接近骨折愈合的最佳应力状态，与应力相适应的骨单元排列也处于最佳排列状态，从而达到最优化的结构。

在生理状态下，骨处于最佳应力环境中，应力作为一种信息，它的获得、处理和利用，以及实现控制目的的全过程，是控制论的课题。大量动物实验和临床研究表明，骨处于生理范围内的高应力下，骨重建以骨形成为主，如对猪进行强化训练后，观察到股骨皮质骨增厚17%，截面积增加33%，股骨最大截面惯性矩增加27%。相反，低应力环境下的骨重建因缺乏正常应力刺激而出现骨矿物质含量下降、骨质疏松。

在复杂的系统中，尤其是在生物体内，反馈是一个广泛的现象，骨折愈合即通过信息反馈所形成的闭环控制系统，在相互作用的基础上，产生自动调节和控制的行为与效果。肢体负重、肌肉收缩产生的力学信号，刺激骨折断端，即信息的输入，在最佳应力状态下，骨组织成骨细胞和破骨细胞的活性是相等的，当实际应力大于最优值时，骨质异常生长，随着骨组织的增长，承载面积增大，应力随之下降，维持单位面积上一定的内在平衡载荷，这种控制是在不断地运动、变化过程中实现的，控制的目的是实现某种稳定，即动态平衡。

一定的应力作用调节着骨折愈合过程，即不同的愈合时期与不同的最佳应力状态相适应，应力过高和过低都不利于骨折愈合。这个最佳应力状态要根据骨折愈合速度快、质量好的原则来获得，通过对被控对象施加应力刺激来改变其输入。一个输入值（应力）选定后，就会有一个输出值（骨愈合）和它对应，如果在所有输出值中，存在一个相对于某种尺度是最好的，那么获得这个最好的输出值所实施的控制就是最佳应力。

如果理论上和实验上弄清楚了骨折愈合过程和最佳应力状态，就可以通过固定形式和活动量对断端应力水平进行控制，也可以通过电磁耦合效应，按应力的周期、频率进行程序控制，从而达到理想的骨折愈合状态。

骨折愈合机制是个很复杂的问题，骨痂生长的部位，骨痂量的多少都在可能的空间进行方向性选择，是实现系统有目的变化的活动，也是一种新的功能适应过程。这个过程与外环境关系极大，我们所看到的只是输出端（愈合骨的外部形态、内部结构、密度分布等）与输入端（外环境的应力信息）相联系的现象，而把骨折愈合视为黑箱，只考察系统的输入、输出及其动态过程，而不直接考察其内部结构，是通过外部探索其内部特性和机制。也正是通过观察施加载荷增加骨就形成、施加载荷减少骨就吸收这种现象，推测骨折断端这个黑箱中的愈合机制可能有：①应力激发骨内结构产生电的势能变化；②机械力作用下骨的显微损伤；③载荷情况下细胞外液静水压的变化；④载荷对细胞膜的直接作用；⑤载荷情况下骨矿物溶解性的变化。

【赓续纳新】

骨折的修复不仅是骨端恢复承载能力的一种局部反应，而且是一种设计优良的组织反应。在此期间，骨折断端如有一定的生物力学条件刺激可能会加速细胞分化，激发各种骨细胞的大量增生，形成骨痂，稳定断端，达到愈合的目的。

一、骨痂的物质梯度

功能活动所产生的生理应力提供了组织生长发育和保持体内平衡的主要刺激。功能负重不仅使软骨形成增多，而且使软骨骨化加速，骨痂形成增多，使愈合骨的强度明显增加。功能活动的结果显示了外骨痂的形成伴有丰富的外膜血液供应，早期的血管重建首先来自周围组织，故骨的形成首先发生在周围，先在软骨和血肿的外面形成一个骨壳，远离骨折处的髓内循环是完整的，膜内成骨的骨痂从骨皮质向外形成放射状的骨小梁，血肿位于骨折的中心，这样，在骨折处就产生一个物质梯度的变化，力学性能最差的位于中心，力学性能最好的位于外周，外表面的骨控制了骨痂的力学表现。

骨痂的大小决定于两骨折端的活动度，骨折端的活动能刺激周围的肌肉和血管的间质细胞增殖和形成新的血管。骨折的修复组织不是来源于骨本身，而是来源于周围的软组织，所以软组织在骨折愈合中起着关键的作用。外骨痂形成的数量多少与断端间活动的多少有关，当两骨折断端的骨痂领接触的同时，也建立了细胞间的连续性而形成桥梁外骨痂，这种愈合方式是最好最快的骨折愈合，这种愈合速度快，能尽快地恢复骨干的正常力学强度。

在骨折愈合期间，对骨折部如有适当的力学刺激可能会加速细胞分化，加快骨折愈合，因此骨折愈合过程中需要有一定的生物力学条件刺激细胞活性，激发各种骨细胞的大量增生，形成骨痂，稳定断端，达到愈合的目的。

中西医结合局部外固定治疗骨折，把复位、固定和功能活动三个阶段密切地结合起来。固定是从肢体功能活动的目标出发，而活动又以不影响骨折部的固定为限度，坚强有效的固定是肢体得以活动的基础，而合理的活动是加强固定的必要条件。因此，功能活动不仅是骨折治疗的目的，而且是骨折治疗的重要手段。但是功能活动是一种有目的、有选择、有节制的活动，必须以保持骨折端的稳定、促进骨折愈合为前提。

二、骨痂的力学载荷

人体骨骼能够承担弯曲、压缩、扭转应力；肌肉、肌腱和韧带将应力传导至骨承受载荷。骨细胞使骨具有自身愈合的性质，也可使骨根据外部应力的需要而重建，即按照 Wolff 定律的规律重建。

生命在于运动，运动是生命的体现，生命依靠运动来维持。在生理状况下，骨处于最佳应力环境中。运动训练可增加骨承受的应力，骨对运动的反应是骨皮质厚度增加和骨髓腔缩小，骨体积因而增大，从而使骨能承担更多的载荷。达尔文认为，身体各部位的使用频率对骨质量的影响很大，他分别将家鸭、野鸭的翅骨和足骨进行比较，发现家鸭的翅骨明显轻于野鸭，而足骨明显重于野鸭足骨。有学者在人群中调查发现，运动员及芭蕾舞演员的下肢骨的骨质强度和皮质厚度均大于一般人。

骨的重建主要是在外力和内部应力的持续作用下进行的。功能活动可给骨折愈合提供合适的力学环境，根据临床观察，骨折断端骨痂的量大致与一定程度活动量成正比，骨折部外骨膜在骨表面形成骨痂，这种骨痂质量好，有效地增加了骨的外径和横截面积，"如脆骨在周围显示出来，将骨折处把定，如焊药一样"，使得骨痂更能承受弯曲和扭转载荷，因而增加了惯性矩，使骨有最大的负重能力。活动使早期外骨痂增长迅速，起稳定骨折断端的作用，为骨折愈合创造条件。此外，外骨痂的体积较大，致骨结构强度增加，使骨折部能较早承受较大的载荷。

但并非所有应力都能刺激骨痂形成，骨折端的应力方向对骨折愈合也有很大影响。目前认为，轴向载荷产生的压缩应力对骨折愈合有利，而骨折对剪切应力很敏感，剪切和扭转载荷产生的剪应力对骨折愈合不利，剪应力造成骨折断端间摩擦，对新形成的毛细血管和骨痂的伤害很大；旋转性外力产生的扭转载荷，容易造成骨折不愈合。要获得良好的愈合，则应控制骨折断端的旋转活动。有控制的、周期性的轴向骨折端显微活动刺激，使得骨折断端早期便有丰富的外骨痂生长，骨痂的抗扭转能力增高，提示早期主动的功能活动能给骨折端一个合适的力学刺激。

骨折在愈合过程中对局部力学环境的变化很敏感，骨折部位的应力改变由加于骨折的载荷和骨折部组织的特性所决定。低水平周期性力学刺激能促进骨折愈合，增加骨折端的矿化作用，使骨折端有相对的活动，从而使外骨痂的桥梁连接，这种愈合使骨力学的完整性很快得到恢复，使骨能在较短时期内承受生理应力。但给予应力载荷刺激后，骨折端的活动很复杂，纯轴向的或单平面的活动很难获得。实验研究证明周期性纵轴加载比持续加载对骨折愈合更有利，周期性加载显示骨折愈合的扭转强度及骨能量吸收都有明显提高。周期性压力载荷给骨折端产生间断的压缩应力和振荡活动，使骨加速了其适应性，有利于骨痂的成熟，而持续压力载荷则使骨的强度减弱、脆性增大。

在机械力载荷与骨组织之间存在着一种生理平衡，在一定的应力状态下，骨质的增生和再吸收是相互平衡的，应力的增加可引起骨组织的增强，正常功能状态的周期性载荷应力刺激对骨折的愈合有利，能使骨痂朝着正常功能方向生成、发育，以形成不同侧面上的密度、强度的正常差异。中西医结合治疗骨折所倡导的早期功能活动的原则，能促进骨痂的形成，并使骨痂能在功能锻炼下得到良好的塑形，在骨的功能适应性上有明显的优点。

三、骨痂的微动环境

人们过去一度认为骨痂生长程度与血肿有关，现在普遍认为其与固定程度有关，可以说微动是促使骨痂生成的原因所在，实际上骨痂生长是骨骼将要愈合的表现。骨痂形成和骨折修复的必要条件是微动、血运和应力。早在元代，中医骨伤科专家对骨折愈合的认识就有了形态学基础。《回回药方》记载："却生一等物如脆骨，在其周回显出来，将损折处把定，如焊药一般。"该书指出，骨折断端的修复由骨痂来完成，骨折不愈合的原因也是由于骨痂没形成。

骨折断端微动与骨痂生长是一对矛盾，它们相互对立又相互依存，微动可激发骨生长，促进骨折愈合，而愈合又反过来阻止断端活动，如同感染与免疫一样，人体免疫系统的建立和完善依靠感染不断地刺激。可见骨折断端微动和应力是骨折愈合发生、发展的重要原动力之一。

骨折断端微动及肌肉收缩产生一定的应力作用而形成骨痂，一般骨痂生长与局部应力状态是相适应的。冯元桢教授在《活组织的力学特性》中指出"应力不足会使骨萎缩，应力过大也会使骨萎缩，因此，对于骨存在一个最佳的合适应力范围。这些应力的生物效应的证据在整形外科和修复手术中是很广泛的。例如在骨外科手术中，如果不适当的把螺钉、螺母和螺栓拧得太紧而造成局部的应力集中，会导致骨的吸收，过一段时间后就会使固定的夹持件变松"。实验表明，无论是钢板、髓针内固定，还是石膏、夹板外固定，骨折断端间均存在显微位移。这说明内固定物使骨折端绝对稳定无活动是不可能的，只不过内固定相对外固定来讲，断端活动度较小而已。坚强内固定方法使对骨折愈合有利的微动如纵轴压缩载荷被钢板、髓针所承担，减少了活动时的断端应力。特别是钢板极高弹性模量与骨质不相适应，使的动力性载荷至少减少 70%，因而干扰了骨质量的维持及新形成骨结构的排列。

良好的钢板－骨整体是一个分载系统，使骨折断端与钢板共同承担载荷，骨折断端既得到了压应力刺激，又减少了载荷，使钢板承受弯矩，使钢板螺钉免于疲劳断裂。骨折对合不良，钢板与骨不能形成钢板－骨整体，一方面固定作用降低，断端活动度超过正常范围，应力集中在钢板螺钉，使其承受的弯矩显著增大，导致内固定物松动、断裂；另一方面，骨折断端有间隙、不稳定，压应力刺激不通过骨折断端，还可能受到不利于骨折愈合的剪应力等。

美国骨科协会副主席 Sarmiento 明确指出："固定是非自然的，而功能活动是自然的。"治疗方式常常变成教条，造成一种神圣的感觉，使人毋庸置疑，他认为患大脑麻痹性颤抖的患者四肢骨折愈合特别快，就是骨折断端存在运动的结果。锁骨、肋骨骨折就是在骨折断端不断运动环境下愈合，锁骨骨折不愈合只在使用坚强内固定的病例中发现过，凡是用过"8"字绷带固定的医生都不会天真地认为它确实能固定骨折断端。这种局部活动形成骨折二期愈合，大量骨痂包绕骨折断端，增加了断端处的骨管直径，从力学角度上来说，同等强度物质，管径愈大，抗弯抗扭能力愈强。从外观看，骨折处隆起的骨痂并不好看，但骨痂可使骨骼受益，使它能承受更大外力。

然而，水能载舟，亦能覆舟，微动能促进骨折愈合，如果骨折断端过大活动或应力过大，能使长好的骨痂重新折断，所以恰到好处骨折断端微动的量限，正是现代医学对骨折愈合的重要课题。骨形成实现了骨折临床愈合，骨痂的塑形改建同样是自然选择的结果，正如《物种起源》所说："可以说自然选择每日每时，在世界上检查最微细的变异，把坏的去掉，把好的保存和推进，不论时间，不论地点，一有机会就在沉默不觉地进行工作。把各种生物与有机的及无机的生活条件加以改进。"

关于骨折究竟应该"绝对固定"（断端静止）还是"相对固定"（断端微动），骨折愈合是一期愈合合理还是二期愈合合理的问题，当前在骨科学术界仍存在着很大分歧，各学派都有自己的优点，亦有本身的缺陷，之所以都能在临床上广泛运用，就说明了自己所拥有的价值和生命力。人类的一切活动离不开大自然，我们应保持科学的态度，去理解自然选择。

【传承心悟】

一、兼收并蓄，博采众长

查阅尚天裕教授的手稿，发现其字里行间均渗透着一位医学大家的执着与信念，从中更能感受其胸怀和格局。

中国接骨学，是具有独特技能与经验的一门科学。尚天裕教授广泛访问接骨疗伤的名医和有特长的民间医生，总结学习他们的"绝招"，目的是要取百家之长，走创新之路，这是中西医结合治疗骨折的必由之路。古今中外的知识，只要有利于骨伤学科发展、创新的，都应当取其所长，为我所用。

在开展中西医结合骨折疗法早期，几个有经验的老中医如苏绍三、张小谦、张雁廷等被请到医院来，他们谈经验，做示范，手把手地教正骨手法和固定方式，尚天裕虚心学习，亲自动手治疗每一个骨折患者，吃在医院，住在医院，每两周才回一次家，急诊室只要有骨折患者，就有尚天裕的身影，因此在天津市人民医院他有"老住院"的称呼。

尚天裕不单是学习、模仿中医的治疗方法，而且对张小谦的木板固定治疗骨折法、苏绍三的竹帘和纸压垫治疗骨折法特别重视，深入进行综合研究。这为他继承和发扬骨折中医特色疗法，创立手法复位、小夹板和纸压垫局部外固定中西医结合骨折疗法奠定了基础。

中医正骨是我国劳动人民在长期的生产和劳动活动中，同骨伤疾病抗争积累下的宝贵经验，不但历史悠久，内容丰富，有其独到的整复手法，而且还有一套完整的治疗原则和理论。自古以来，擅长正骨的医生绝大多数散落于民间，要想学到他们的经验和方法，仅靠把少数医家请到医院是远远不够的，还需要走出医院，深入民间，博采众长。因此，尚天裕除在天津市内学习外，还去过很多其他地区拜师访贤，登门求教，他先后到过 8 个省市甚至区县，向 10 多位当地知名中医正骨专家学习。他把南派、北派、少林伤科、武当伤科、宫廷正骨、民间技艺等各家之长和特色技术，分门别类，归纳整理。这使他扩大了眼界，开拓了思路，丰富了知识。他把学到的整复、固定技术反复比较、研究，使其规范和科学，并在科室传授、推广。他说开创中西医结合治疗骨折的新道路，是我们骨科医生共同担负的责任和使命。尚天裕不但说到，还真正做到，身体力行，兼收并蓄，博采众长。

尚天裕教授经常说，西医骨科疗法是经过科学系统整理、总结、交流经验归纳而成的，国内外的治疗方法没有大的差别，而中医骨科则不然。中医骨科世代相传，门派林立，而且门派之间相互保密，各有各的绝技和妙法。因此，尚天裕教授认为西医学习中医，应该从一方一技开始学习，沉下心来虚心学习，仔细钻研，然后再取多家之长，最后跳出来，打破中医之间的门户之见和中西医之间的界限，总结提高，开创新路。他常说：如果只跟某个中医学，坐享其成，怎能说是"发掘"中医学宝库呢？把老中医的东西原封照搬，照葫芦画瓢，怎能说是"提高"呢？中、西医捏合在一起而后各唱各的调，又怎能说是"结合"呢？

二、勤于实践，勇于探索

尚天裕教授在观察中医正骨时，发现有的中医整复前臂尺桡骨干双骨折，不是捏骨头，而是先捏骨间缝，道理何在？尚天裕教授反复思考，并在 X 线透视下进行模拟操作观察，之后，和方先之教授一道进入解剖室，通过尸体标本解剖，反复进行前臂旋转验证，终于解开了这个谜。

因为中医的正骨手法符合他们先前提出的前臂尺桡骨干双骨折的"担架帆布床"理论，即把担架的两根支棍比作尺、桡骨干，担架的帆布就好比骨间膜，前臂在旋前、旋后时，尺、桡骨交叉，骨间膜松弛重叠，在前臂中立位时，骨间膜绷紧，尺、桡骨间的距离也最宽。前臂的特殊功能是旋转，在整复时，旋转畸形也是主要需要矫正的。

中医在整复时，不捏骨头，先捏骨间缝，在骨折的掌背侧夹挤分骨，使骨间膜紧张，尺桡骨间的旋转畸形就自动矫正，上下两骨折断端间距相等，使复杂的双骨折就像单骨折一样，较容易地得到复位。同时将纸压垫移植到骨间膜部位，首次创用分骨垫，临床实践获得满意疗效。后来，尚天裕教授还从太极拳"云手"动作中受到启发，自创一套简易的科学的前臂骨折练功术式。这种创新的精神正是我们需要继承和发扬的。

关于"西学中"的模式，尚天裕教授常给我们这样讲：有人说中医不科学，知其然而不知其所以然，也就是说中医能够治好病，却说不清其中的科学道理。中医传承方式是师带徒，师父怎么做徒弟就怎么学，中医间相互学习、总结交流经验不够。我们中国的西医医生应该首先搞清楚中医的科学内涵到底是什么，用自己掌握的现代科学知识和方法，在学习中医的基础上，与中医医生一起收集、整理、研究中医临床经验，找出它的科学根据，阐明它的科学道理，继承发扬祖国医学遗产，走中西医结合之路，这是我们应该肩负的历史责任。

尚天裕教授不但在骨科临床中反复实践，年近半百的他还开始学习生物力学，在实验室、解剖室自己动手做实验，对夹板的材料性质及其对骨干骨折固定的生物力学作用进行实验测定，观察了夹板对伤肢不同周径和固定不同时期的约束力强度值，探讨了局部外固定作用机制。这种科学的态度和严谨的学风，不正是我们要传承的吗？

为了进一步讲清中西医结合治疗骨折的科学道理，尚天裕教授带领他的研究生分别在骨折固定绝对与相对的稳定性、局部血液循环、骨血管构型、骨折愈合最佳应力状态、肌肉力学、骨折断端位移、骨观察窗等方面，进行基础和临床研究，不少新成果受到国内外同行的广泛关注。这一系列新成果也使中西医结合治疗骨折由"知其然"过渡到"知其所以然"。

（赵　勇　魏光成）

第八章　各司其属，掌控手术的辨证纲领

骨折治疗大体上分为手术、非手术和介于二者之间的有限手术疗法（半侵入），这些疗法都各有其适应证，应根据设备条件、技术能力和个人经验辨证施用。但多数学者一致认为若非手术疗法能取得同样效果，还是以非手术疗法为宜。医生应做那些非做不可的手术，而不要做那些你能做或想做的手术。手术会损伤骨折部的血运，降低骨折部的自身修复能力，把闭合性骨折变成开放性骨折，带来一些不良的后果，在我国现有条件下，更应慎重。一切要从患者的利益出发，为病人服务。

——尚天裕

【古今医论】

一、CO 学派的萌芽

中医治疗骨折历史悠久，有独特的理论体系及丰富的实践经验。早在 5000 年前，中华民族的祖先已懂得用砭石切割外伤感染部位，用植物、矿物药物包扎治疗创伤。

公元 3 世纪，中国著名的外科之祖华佗及其弟子即施行了骨科手术。在扁鹊、华佗的那个时代，中医的外科手术水平是在世界居领先地位的。

公元 5~6 世纪，当时的朝廷太医署已有专职从事治疗骨折损伤的医生，称为"折伤医"，《北史》记录的骨折手术，可谓切开复位手术疗法的萌芽。

公元 7 世纪，《诸病源候论》一书指出，开放性骨折可因中风、着水、异物污染、死骨和包扎不严导致感染化脓，提出了与现代清创手术原则相似的手术疗法。在唐代出土的文物中已有镊子、剪刀这种常见的外科手术器械。

公元 1189 年，张杲施行骨的切开复位手术，发现切除了大块死骨的胫骨还能再生骨骼。同一时期，《夷坚志》记载当时一位医生用同体骨移植于缺损骨取得成功。公元 1878 年，英国的麦克尤恩也施行了死骨切除后再生骨以及植骨术。

尚天裕教授倡导根据设备条件、技术能力和个人经验，辨证施用手术、非手术和有限手术疗法。尚天裕教授毕业于国立西北医学院，在骨折治疗方面曾是切开复位内固定技术的拥护者和推广者。后通过向中医学习，并结合自身的知识结构，创造性地提出了中西医结合骨折治疗理论与方法，并反复强调"医生应做那些非做不可的手术，而不要做那些你能做或想做的手术"。

在尚天裕教授微创理念的指导下，以尽量保护损伤骨折部的血运和自身修复能力为前提，我国医学工作者独具匠心地创造了一批具有我国骨伤科特点的新型微创外固定器，如小腿外固定架治疗胫腓骨骨折、平衡固定牵引架治疗股骨干骨折、抓髌器治疗髌骨骨折、跟骨靴及弹性踏轮治疗跟骨骨折等。其微创理念在于，这些骨折新疗法的结构材料广泛选择了不锈钢、铝、塑料、皮革、织物与橡胶，与国外金属外固定相比，功能性力学环境更容易实现。这些外固定器都需要先行骨折整复对位后，再安装固定器。它们的几何结构皆属于单侧框架和双侧框架，这种结构简单舒适、灵巧，具备一定的稳定性。

外固定离不开穿针技术，有些结构的特点是选定半针技术，实践证明此技术特别适合关节内骨折的固定，可利用摩擦原理，采用牵引形式，可以在不增加贯穿针的前提下，仍然可以提供牵引的必要条件。值得注意的是，使用摩擦牵引的外固定都不是一个大载荷装置，只相当于骨折复位后维持骨折端对位的力值，因而这些外固定治疗骨折的水平，在很大程度上要依靠手法复位的精确度，患者早期下地时必须依靠双拐的辅助。广泛采用压垫技术是有别于国外多针结构显著特点之一。实践证明，压垫技术只要应用得当，同样可以满足临床需要。能使用压垫技术决不过多使用穿针技术已成为设计外固定器时的准则。

二、AO 学派的形成

西医治疗骨折的历史将近 2400 年。1895 年，伦琴发现了 X 射线，X 射线被用于临床后，骨折的诊断、整复及术后观察的准确率有了极大的提高。为了追求解剖对位和绝对固定的理想，英国的 A. Lane 和美国的 Shermann 采用了手术切开整复和内固定法治疗闭合性骨折。这种新方法固然治愈了不少手法或牵引不能处理的病例，但也给患者带来了新的麻烦。手术把闭合性骨折变为开放性骨折，伤口有时发生感染，引起严重骨髓炎。手术对组织造成破坏，因此骨折延迟愈合或不愈合时有增加。骨折治疗中的并发症，如关节僵硬、肌肉萎缩、肌腱粘连、骨质疏松、骨折延迟愈合或不愈合等"骨折病"，一直是使西医骨科学者感到头痛的问题。

实际上，"骨折病"除个别情况外，绝大多数是治疗中带来的。人们逐渐对"广泛固定、完全休息"的治疗原则产生了怀疑。手术切开内固定加长期石膏外固定，实际上把手术的不利条件和保守疗法的缺点结合起来，随之产生了两种潮流，一些学者从内固定用具、手术方法上着意改进。Egger 相信压力对骨折愈合有良好效应，他于 1948 年设计的槽沟钢板，企图通过功能性加压，使螺钉在钢板槽沟内滑动来达到骨折稳定及促进骨折愈合的目的。Danis 于 1949 年用拉力螺钉对骨折断端沿着骨干长轴以加压钢板施行轴向压迫，以保持骨折断端的稳定及让骨骼承受一定的应力来促使骨折愈合。Bagby 于 1956年对 Danis 钢板进行了改进，形成了动力接骨板的雏形。

1958 年，瑞士以 Muller 为首的 AO（association of osteosynthesis）学派成立，该学派在英、美又被称为 ASIF（association of steel internal fixation），他们设计了全套的内固定用具及手术器械，几乎全身骨折都可用内固定来治疗。通过大量的临床实践及系统的随访，他们总结出 4 条治疗原则，骨折要求解剖对位、坚强的内固定、无创性手术操作、无痛性功能活动，以避免"骨折病"的发生，使骨折治疗提高了一步。AO 疗法一度风行全球。

但由于伤肢活动时的传导应力大都不通过固定部位的骨质，缺乏生理性的应力刺激，等于剥夺了骨骼的生物性能，使骨折愈合迟缓，骨折愈合所必需的重新模造也不能正常地进行，因此，往往导致骨质疏松和管状骨的皮质骨变薄。骨折断端被坚强的内固定用具强行架接在一起，从临床及 X 线判断骨折愈合时，将内固定用具去除，很容易发生再骨折，其概率高达 20%。即使按 AO 学派制定的常规疗法，在 1.5 ~ 2 年内去除内固定用具后，有的骨折也还需要用外固定加以保护，以免再骨折。人们对于坚强的内固定是为骨折治疗创造了有利条件还是带来了新的麻烦仍有不同看法。

在手术内固定方法不断更新的同时，20 世纪 60 年代后期，美国有些学者如 Dehne、Sarmiento、Mooney、Connolly 等极力提倡非手术疗法，主张手法复位、用塑料或石膏功能支架局部固定，让患者早期进行功能锻炼，这样骨折愈合快，骨痂质量高，功能恢复也好。他们从临床及实践上证明，肌肉收缩，关节活动，早期适当地负重，不但有利于骨折愈合，还可促进新生骨痂的塑形改造，提高其抗折能力。在活动中，一些原来对位不太满意的骨折还可以自动复位。这种非手术疗法方法简单，疗效显著，但治疗前应把治疗方法及预期效果告诉患者，以便取得患者的信任和合作。他们的方法和我国中西医结合的方法非常相似，骨折并发症很少发生，骨折不愈合接近消失。但还没有形成一整套骨折整复方法，当时只限于四肢骨干一些稳定的或移位不多的骨折，应用时还有很大的局限性。

后来 AO 学派又开始研制新型内固定材料及新型钢板，以适应骨折愈合所需要的应力刺激。新研制出并长期应用的"V"形、梅花形及钻石形等类粗硬体大的髓内钉如 Kuntscher 钉及 Lottes 钉等治疗长管骨骨折的效果也不理想，尤其是这种不惜扩大骨髓腔强行穿针的办法未免给人以"削足适履"的感觉。因此，最近十多年来有人又提出"可屈曲性半坚硬式骨髓腔内固定系统（flexible and semi-rigid intramedullary fixation system）"，Ender 钉和 Rush 棒可以作为这方面的代表，两者具有共同的生物力学和机械力学特性，即钉与棒本身的弯曲弹性在髓腔三点固定规律所发挥的支持作用可使骨折区保持相对的稳定性，从而达到内固定的目的。

Rush 曾提出花瓶原理，即将插入髓腔内具有弹性的合金钉或合金棒比拟为弯曲插入花瓶内的花枝或花束。花枝或花束之所以能稳定地保持在花瓶内的既定位置，是由于花枝或花束本身的弹性在花瓶口及瓶内壁上所产生的三点压力起了作用。

将合金钉或合金棒倾斜插入长管骨的骨髓内，同时其弧形凸起部顶压于髓腔对侧皮质骨内壁上的弹性钉体及棒体也同样符合弹性固定的力学原理，因而能发挥对骨折的固定作用。肢体负重时，由于弹性和可曲性钉或棒能紧密地贴附固定在髓腔内，一方面可使压力沿长管骨皮质骨的全长均匀分布，以减轻骨折局部所承受的压应力和载荷，并可防止旋转及成角变位；另一方面，在骨折断端间还可以产生有利于骨折愈合的轴向对向挤压活动。

Ender 钉最初应用于粗隆间和粗隆下骨折，近来已开始用于其他长管状骨骨折如肱骨、股骨、胫骨等部位的骨折。Ender 手术切口小，穿针也较简单，但需要在可视 X 线机控制下操作，在基层医院开展有一定困难。

1980 年，Klemm 等几位德国学者为了扩大髓内钉的使用范围，研制出联锁髓内钉（inter-locking nailing），对于股骨、胫腓骨的多节、粉碎骨折也可穿针治疗。

三、AO 思维的变化——逐渐向 BO 演变

实践证明，很多骨折用 AO 的方法处理后获得了满意的疗

效，但也出现了严重的问题，主要是有些骨折仍难以达到坚强固定和肢体的早期使用，以及骨折延迟愈合、不愈合和去除固定后再骨折。其原因被认为是应力保护和钢板下皮质骨因血供破坏而致哈佛管加速重塑。因此，AO 学派逐渐向 BO（biological osteosynthesis，生物接骨术）演变，从原来强调生物力学的观点，演变成以生物学为主的观点，即生物学的、生理的、合理的观点。

BO 的指导思想是将治疗所带来的创伤减小到最低限度，即微创化趋势，充分重视局部血运的保护，骨折固定达到相对稳定（良好地控制长度、轴线，允许肢体早期无痛活动）即可。断端间的微动可以促进骨痂形成，有利于骨折愈合。

BO 的核心技术是间接复位、生物学固定，不强求坚强固定，骨折块间不予加压。间接复位技术运用骨折闭合复位（韧带整复）的原理，结合各种手术器械（如牵引器等）和技术以达到复位目的，无需骨折部位的直接操作，借此可以减小骨折部位的暴露和软组织的剥离。生物学固定技术则仅达到骨折断端的相对稳定，靠早期的骨痂形成来保护内固定免受过载载荷，多与间接复位技术一并应用。

骨折修复主要是骨折断端之间形成骨桥，此后骨桥肥大及再塑形而逐渐恢复其力学性能及完整性。骨桥主要由骨外膜骨痂、髓性骨痂（内骨痂）及原发性骨痂所构成。骨外膜骨痂由于外骨膜的掀起及骨折端的移动而生长，由一端向另一端生长，中间可形成交织状。若有坚强的固定，则骨外膜骨痂生长很少。髓性骨痂在骨折端间起支柱作用，其生长很少受应力影响，生长缓慢但较稳固。

原发性骨连接是使用坚强加压钢板内固定后提出的一种骨折修复方式。在一般骨折修复过程中，骨折端之间的坏死区均由随血管进入的破骨细胞吸收死骨形成腔道，而后引入成骨细胞沉积为新的骨单元板层骨。而在坚强加压固定的骨折端的修复中，因稳定的固定导致骨外膜骨痂生长很少，因而两骨折端紧密接触，皮质端骨质坏死区域不被吸收，而在新形成的哈佛管通道中，成骨细胞直接穿入对侧骨折端而达成骨愈合，这就是所谓的"原发性骨连接"。

四、CO 学派的形成

CO 学派倡导的是骨折的"二期愈合"，可观察到大量的外骨痂形成。随着生物力学、材料学、分子生物学等学科与骨科的互相渗透，骨折治疗的概念和方法发生了转变。尚天裕教授正是在这种环境下，抓住机遇，应用高新技术和先进学科的知识，并通过大量临床实践，对骨折的治疗形成了一套系统的理论和方法，这套理论和方法不但为国人普遍接受，且已被国外著名的学者包括 AO 学派的倡导者们所应用，著名的功能支具学派倡导者美国的 Sarmiento 教授在其学术思想形成中，即逐渐地融入了"动静结合"的理论。

近 20 年来，人们在对骨折内固定器的设计和应用时也愈来愈多地考虑"动静结合""弹性固定"的原则。尚天裕教授的骨折疗法还被收录到骨折治疗的国际权威专著 *Fracture* 中。

总之，我们可以自豪地把尚天裕教授所倡导的"中国接骨学"命名为 CO 学派（Chinese Osteosynthesis）。总结 CO 学派的理想骨折治疗方法应该是：维持最理想的骨折对位直至骨折愈合，适应不同愈合时期骨折端的应力状态要求，不干扰骨折处的血运，使患者在整个治疗过程中过着接近正常人的生活，收到骨折愈合与功能恢复的齐头并进之效。

CO 主要在以下几方面取得了长足的发展。

（1）外固定支架的应用：开放性创伤不能直接采用夹板固定，而应先采用外固定支架固定，待软组织条件允许、骨折基本稳定（纤维骨痂、软骨骨痂形成）后，去除外固定支架，改用夹板固定。这样可缩短患者带架时间，减少感染发生，有利于患者功能锻炼。

（2）有限手术的融入：CO 治疗四肢长骨骨折已接近系列化，而对于单靠手法复位、外固定难以达到满意疗效的骨折，如涉及关节面的骨折等，开始融入有限手术和内固定，如经皮撬拨复位并克氏针内固定等，这一转变使 CO 系统由原始无血疗法向有血疗法转变。

CO 系统的总体治疗原则为：以手法整复配合固定，或在有限手术配合下达到整复目的，将复杂骨折转变为简单骨折，达到生物力学和快速生物愈合模式，采用非关节外固定使患者早期功能锻炼。

【接骨漫话】

一、骨折术后患者引发医生的内心波澜

1957 年的春天，一个青年因为车祸导致骨折，他在医院创伤科进行了手术治疗，术后患者并发骨髓炎，为了保住性命，不得不进行多次手术。就这样，这个患者在医院一住就是几年，几经折腾，痛苦不堪，伤口总算愈合了，却落下了终身残疾。

当这位患者准备出院时，他拉住医生的手无限感激地说"尚大夫，是您给了我第二次生命，感谢您对我的救命之恩"。然而这位医生却流泪了，他抑制不住自己内心的愧疚和痛苦。他不断地在内心责问自己：这是治愈骨折吗？除了手术、石膏固定，就没有更好的治疗骨折的办法吗？这个医生就是尚天裕，我国中西医结合骨科疗法的开创者，也是近代骨折新疗法——小夹板固定术的创立者。

1957 年，尚天裕在医院分管创伤骨折的治疗。他认为只要麻醉安全、骨折切开后位置对好，给予坚强内固定，术后给

予抗生素预防感染，就可以解决问题。但随着和骨折患者打交道的时间越来越长，他却发现手术做得越多，内固定越复杂，骨折愈合得就越慢。同时很多患者会出现骨折不愈合、关节僵硬等并发症。上述青年患者就是这样的情况。而越来越多的患者都向他提出同样的问题：尚主任，我的骨头什么时候能长好？我骨折的地方还能不能活动，能恢复到什么程度？疑问和责问不断地冲击着尚天裕的内心：是否能寻找到骨折治疗更好的办法呢？

在西医学习中医的热潮中，尚天裕开始学习中医正骨技术。在最初的两年多时间里，应用单纯中医方法仅能治愈几个简单的骨折，比较复杂的骨折仍然需要手术。经过不断的临床实践和总结，虽然治愈的患者越来越多，但疗效的提高却越来越难，陷于停滞不前的状态。

于是，尚天裕又到全国各地求师访贤，登门求教，向更多的老中医学习。通过学习，他逐渐认识到：中医治疗骨折的技法很多，且各不相同，各有所长。现在初步掌握了一些中医基本正骨知识，就要从狭小的圈子里跳出来，取百家之长，走创新之路，使古今中外，皆为我用。经过不断的临床实践，一套以小夹板局部固定为特点、以手法整复和患者主动功能锻炼为主要内容的中西医结合治疗骨折的新方法终于初步形成，此疗法把许多患者从手术台、牵引架和石膏固定中解放出来。

尚天裕教授通过长期临床实践和生物力学研究形成了中国

接骨学的理论体系，他倡导的中国接骨学后逐渐形成 CO 学派。CO 学派既闪烁着中华文明璀璨的光彩，又在引领当今骨伤科学的发展潮流。

近年，西医学也越来越强调骨折的治疗应充分保护骨折部位的血液供应，将对骨折部位的破坏降到最低。骨折固定物的材料、复位及固定方法均有较大的改进，骨折治疗的微创化也逐步运用于临床。这些理念与尚天裕教授创立的中西医结合治疗骨折的理念完全契合。

二、股骨颈骨折的评估与内固定问题

股骨颈局部具有特殊的力学结构和血液供应特点。股骨颈骨折后力学结构的改变和血运的破坏是相互影响的，二者一定程度上决定了是否会发生骨折不愈合或股骨头坏死等并发症，精准评估骨折后的情况对判断预后具有重要意义。

1. 股骨颈骨折的分型

骨折分型是局部骨质力学结构破坏的直接表现。正确认识股骨颈骨折分型，对评估损伤程度、制订治疗方案和判断预后具有重要意义。目前股骨颈骨折的分型方法有 Garden 分型、Pauwels 分型、AO 分型等。Garden 分型是基于骨折断端的移位程度来分型的：Ⅰ型，非移位型，外翻伴不完全骨折；Ⅱ型，非移位型，完全骨折但骨折端未发生移位；Ⅲ型，移位型，完全骨折并发生部分移位即骨小梁的走行发生部分改变；

Ⅳ型，移位型，完全骨折并发生完全移位，骨小梁的走行完全改变。Pauwels 分型则基于 Pauwels 角的大小来分型：Ⅰ型，Pauwels 角≤30°；Ⅱ型，30°< Pauwels 角≤50°；Ⅲ型，Pauwels 角 >50°。股骨颈骨折在 AO 系统分型中为 B 型，且分型较细，重点关注了后倾角以及外翻畸形的意义。

以上分型在判断损伤程度和预后方面具有指导意义，但也都存在一定的不足，尚不能完全反映骨折的真实状况。Garden分型中，移位型的股骨头坏死率明显高于非移位型，该分型说明了损伤的严重程度，也为治疗指明了基本方向，但该分型是基于正位片确定的，忽略了侧位片可较好观察移位程度的价值。Pauwels 分型提示了骨折线与剪切力的关系，该分型更适用于骨折复位后的测量，Pauwels 角越大提示断端剪切力越高、稳定性越差、出现并发症的可能性越大，对内固定物的选择、骨折不愈合的治疗有指导意义。AO 分型由于分型较细，容易造成误解，可靠程度不及 Garden 分型，在临床中应用较少。面对众多分型，建议不能只用一种分型方法分析，应完善多方面的检查，多角度观察骨折的移位、成角等，结合多种分型评估骨折的严重程度以提高判断预后的准确率，才能制订合理的治疗方案，降低并发症的发生率。

2. 局部血运的评估及预后

股骨头具有特殊的解剖结构，血供相对较少，旋股内侧动脉发出的支持带动脉是股骨头主要的供血来源，其中又以上支持带动脉为主。此动脉于股骨头颈交界之外上部进入股骨头，提供股骨头外侧2/3～3/4区域的血运。充足的血运是成骨的必要因素。当股骨颈骨折时，股骨头颈上部区域血运极易受到破坏，造成局部血供的下降，骨折端无法获取足够的营养，骨小梁就难以通过骨折断端，股骨头区域的骨细胞也会发生缺血性坏死，局部骨骼的力学强度则无法得到正常恢复。而外上区域为股骨头的负重区，承担较大的载荷，所以此区域的血运与股骨头坏死的发生有着直接的关系。

无论是骨折时血管损伤或血栓形成，还是骨折后血肿导致关节囊内压力增高，均会引发股骨头的血液循环障碍，这是股骨颈骨折后股骨头坏死的主要原因。所以，正确评估创伤后股骨头血运的残存情况，很大程度上为制订治疗方案提供参考，也利于判断预后。螺旋CT薄层增强扫描技术可直接、实时、无创的观察股骨头血液循环，DSA方法能够清晰、动态地观察股骨头的动脉供给及静脉回流的全过程，动态增强MRI能很好地评价股骨近端的血流灌注状况，放射性同位素骨闪烁成像可在早期提示血流动力学以及骨内代谢的改变，这些都是用于评估股骨颈血运的重要方法，同时也可用于观察内固定术后血运的改善情况。所以，应根据医院的整体条件，合理选择多种方法评估骨折后股骨颈血运的残存情况，以此判断骨折不愈合或股骨头坏死的可能性，为制订预防性的治疗方案提供参考，还可让患者对自身病情有充分和客观的认识，对建立医患协同诊疗也具有一定意义。

股骨颈骨折的类型和骨折后的血运情况是影响骨折不愈合、股骨头坏死的主要因素，但我们还应该对患者进行其他多方面的评估，如骨质疏松、体重指数、受伤原因及其他系统疾病等的评估，这些均对术后并发症具有预测价值。另外，有学者发现股骨头后倾 > 15°的患者发生术后并发症的概率更高。为了降低股骨颈骨折后骨折不愈合、股骨头坏死的发生率，重视对骨折后的评估、发现具有更高预测价值的评价指标是至关重要的，这也是进一步制订有效治疗方案的前提和关键。

3. 手术时机的选择

国内外部分学者的研究表明，手术时机对股骨颈骨折后股骨头坏死发生具有较大影响，究其原因是股骨颈骨折后骨折断端出血导致关节囊内压力升高，影响静脉回流，从而干扰股骨颈血运。这提示我们应尽早进行复位和内固定手术，以早期改善股骨头血供，防止股骨头缺血性坏死等并发症的发生。然而，部分研究发现，在骨折后 12 小时以内和 12 小时以上进行手术在骨折不愈合及股骨头坏死方面无明显区别，甚至在骨折后 48 小时以上进行手术对股骨头坏死也无明显影响。

我们认为，无论是老年股骨颈骨折患者还是中青年股骨颈骨折患者，均应尽快完善术前检查，做好术前准备，尽早（24 小时以内）对其进行内固定手术，可以早期恢复股骨颈解剖关系，降低关节囊内的压力，使受压或扭曲的血管得以通畅，从而减少股骨头供血障碍的时间，另外也可以减少卧床时间和并发症的发生，利于患者尽快恢复，降低医疗费用，符合加速康复外科理念。

4. 复位标准与方式的选择

无论是恢复股骨头血运还是重建生物力学稳定性，骨折获得良好复位是基本前提。当股骨颈复位不良时，容易出现骨折不愈合，股骨头的骨小梁结构也无法长期承受应力载荷，逐步出现骨小梁的微骨折，最终导致股骨头的坏死。无论是股骨头坏死还是骨折不愈合，复位不良者的发生率均要明显高于复位满意者。所以，股骨颈骨折后精准闭合复位是创伤骨科医生追求的目标。

骨折复位手法是一门艺术高超的学问，其难度绝不亚于手术治疗。如何达到和评价骨折复位满意也是目前国内外学术界一直讨论的热点。临床中多首先选择外展外旋位顺势牵引下再缓慢内收内旋的闭合复位方式，或联合经皮撬拨等辅助复位技术，需要纠正内翻、偏心距下移和后倾移位等，但这种闭合方式很难达到完全的解剖复位。对于骨折闭合复位质量的评估目前多采用 Garden 指数、Yechiel Gotfried 非解剖复位理论、Lowell 曲线等方法。Lowell 曲线在复位中简单实用，较 Garden 指数实际操作性更强，在无法达到解剖复位情况下，应力求达到 Yechiel Gotfried 非解剖复位理论的阳性支撑，才能最大程度地利于骨折的愈合。另外，在复位时应注意纠正股骨头的后倾，以降低并发症的发生率。

当采用闭合复位无法达到标准复位时，应果断采用切开复位。中青年股骨颈骨折多为强大暴力所致，损伤严重，牵拉复位难度较大，反复闭合复位反而增加局部的损伤和股骨头缺血的风险，切开复位是必然选择。

切开复位可通过切开关节囊释放关节内积血、改善血管的压迫状态，还可以在暴露下精确复位骨折来获得尽可能的解剖对位，以降低骨折术后并发症的发生率。所以在制定手术计划时应充分考虑手术方式，做好切开复位可能的预案。切开复位的手术入路主要有前侧入路、后侧入路及外侧入路等方式，我们建议采用微创的直接前侧入路，该入路经肌间隙进入，具有软组织损伤小、出血少、恢复快的优点。

5. 固定方式的选择

"解剖对位，坚强固定"是 AO 内固定治疗骨折的基本原则。对于股骨颈骨折来说，稳定的固定方式是良好复位的保障，它能够为骨折端提供稳定的力学环境，利于血运重建及骨小梁的通过，是降低骨折不愈合、股骨头坏死等并发症发生率的必要条件。空心螺钉、支撑钢板、动力髋螺钉系统（DHS）、经皮加压钢板（PCCP）、股骨颈动力交叉钉系统（FNS）、外固定架等，均是股骨颈骨折可选择的固定方式，不同的固定方式有各自的生物力学性能，适应证及稳定性也各不相同，合理选择固定方式才能达到稳定骨折端的目的。

空心螺钉是治疗股骨颈骨折最常用的固定方式，尤其适用于 Pauwels Ⅰ型和Ⅱ型者。空心螺钉为半螺纹设计，3枚螺钉以"平行、贴边、品字形"的原则固定是主流的固定方式，倒品字形固定相对正品字形有着更强的抗张应力和压应力的效果，同时能够耐受更高的垂直载荷，能够提供滑动机制对骨折端产生持续的动力加压以促进骨折愈合，但会出现股骨颈的短缩、螺钉尾部退出的情况。Filipov 提出了空心钉双支撑点、双平面、大角度的"强斜"置钉方法（"F"形技术），将1枚螺钉以160°的角度斜形由股骨干向股骨颈置入，这种方法具有更大轴向抗压能力，在不同的载荷情况下提供恒定的固定强度，与螺钉平行固定的方式相比减少了股骨颈短缩的发生。有学者采用4枚螺钉以菱形或矩形分布的方式固定，发现相较3枚螺钉固定，此固定方式更能够对抗剪切力，初始稳定性强、固定牢靠，生物力学性能较佳。

对于严重的不稳定性骨折，尤其是 Pauwels Ⅲ型的中青年患者来说，骨折断端剪切力较大，伴有垂直不稳定，空心螺钉的把持力及固定强度多不足，容易出现髋关节内翻、股骨颈短缩等情况，采用空心钉联合支撑钢板或 DHS 的固定方式具有很高的临床疗效。应用支撑钢板时将钢板置于股骨颈前下方，可对抗骨折端的剪切力，将剪切力转化为骨折间压力，重建股骨矩的稳定性，符合生物力学原理，且不会破坏股骨头血运。DHS 加防旋螺钉固定也不失为治疗股骨颈基底部骨折和 Pauwels Ⅲ型骨折的不错选择，DHS 的拉力螺钉具有滑动机制，可将骨折近端剪切力转化为压应力来促进骨折的愈合。生物力学研究显示，DHS 相对空心钉固定更加牢靠，联合防旋螺钉可弥补 DHS 无法抗旋转的弊端，兼具稳定性和牢靠性，年轻患者和老年患者均可适用。

PCCP、FNS 均是近几年提出的内固定方法，尤其是 FNS，它是 AO 最新设计的一种适用于股骨颈骨折的内固定系统。研究表明，FNS 力学强度优于空心钉，抗旋转能力较 DHS 有所提升，因其钢板更小巧，螺钉少，对软组织和股骨近端骨质破坏更少，符合微创理念，是目前最具有应用前景的固定方式。

固定方式的选择，是临床医生对股骨颈骨折治疗理念和操作技术的双重考量。全面了解固定器械的适应证、优势和不足，再根据患者情况和骨折类型进行个性化选择。我们认为与使用先进的固定器械相比，掌握精湛的手术操作技术对降低术后并发症更为重要。

三、股骨颈骨折治疗方式的选择

股骨颈骨折占全身骨折的 3.6%，占髋部骨折的 48%～54%。股骨颈骨折最常见人群是老年人，多由跌倒等低能量损伤引起。随着影像技术及设备、内固定材料及设计、治疗理念及手术技术的进步，股骨颈骨折的治疗效果已得到显著提高。

然而，股骨颈骨折的并发症，特别是骨折不愈合和股骨头缺血性坏死的发生率仍较高。保守治疗是治疗无移位股骨颈骨折（Garden Ⅰ型、Ⅱ型）的一种选择，特别适用于外翻嵌插型骨折。但保守治疗过程中存在较高的骨折移位风险，因此应保持定期随访，如果发生骨折移位，则按移位的股骨颈骨折及时处理。保守治疗也适用于身体情况差、合并有严重内科疾病、无法耐受手术或主动选择保守治疗的患者。

手术治疗能够快速稳定断端、重建髋关节结构、降低并发症发生率。绝大部分股骨颈骨折患者首选手术治疗，手术方式的选择取决于骨折类型、移位程度、患者自身状况（年龄、骨质量）、伤前身体条件（伤前活动状态）等。

临床上，一般将年龄小于 65 岁的股骨颈骨折患者定义为"年轻患者"，将年龄大于 75 岁的患者定义为"老年患者"。而年龄在 65～75 岁的患者，应根据患者的伤前生理状态决定其属于"年轻患者"还是"老年患者"。当然，年龄只是一般性标准，治疗方案的选择还要考虑患者的整体身体状况、实际活动能力和预期功能要求。

对年轻患者或者骨骼条件较好的老年患者，手术治疗目标是尽量保留股骨头、避免股骨头坏死，并达到骨性愈合，首选闭合或切开复位内固定治疗。解剖复位和有效固定对获得良好的预后及功能有重要意义。对于骨骼质量较差的老年患者或合并疾病多的患者，为了避免或减少因长时间卧床可能带来的并发症，尽早恢复患者的负重行走功能，首选髋关节置换（包括半髋关节置换和全髋关节置换）治疗。

四、老年髋部骨折术后康复

老年髋部骨折术后康复过程相对较长，这在不稳定型骨折、伴有骨质疏松或基础疾病的老年患者群体中尤为明显。早期采用积极、安全的康复手段可以最大限度地预防术后并发症的发生，即早期下地，早期行走，尽快恢复受伤前的状态。

加速康复外科理念由丹麦外科医生 Kehlet 于 1997 年提出，旨在采用有循证医学证据的一系列围手术期优化处置措施，以减少手术患者的生理和心理刺激，达到从疾病和手术应激状态中快速恢复的目的，可以缩短患者住院时间，降低并发症和再入院率，减少医疗费用，提高患者满意度。骨科加速康复外科理念包括：合理而充分的镇痛、早期关节活动、早期有计划逐步负重、DVT 防治、制订科学的术后康复计划等；骨科加速康复外科理念围手术期管理包括饮食管理、麻醉管理、血液管理、疼痛管理、伤口管理、心肺功能评估、尿道管理、DVT预防、康复锻炼等一系列问题的管理。

2011 年，Husted 的研究表明，疼痛是老年髋部骨折患者延迟出院的最主要原因。加速康复外科理念倡导超前镇痛（伤后第一时间）以争取更早的手术时机，术后镇痛以保证无痛康复。镇痛药物以非甾体消炎药为主，尽量减少阿片类药物的使用。神经阻滞结合静脉镇静是目前最优的镇痛方式，但是具体实施起来仍存在一定困难。老年髋部骨折患者内科并发症多，器官功能减退，机体代偿能力下降，康复能力下降，这些因素导致较高的术后并发症发生率，其中以术后谵妄最为常见。术后谵妄处理起来较为棘手，因此骨科医生应及时识别相关危险因素，预防谵妄的发生。

追求骨折术后的快速功能康复，是医学发展的大趋势，也是我们努力的方向。尚天裕教授认为："功能是骨折治疗的生命。"中西医结合治疗骨折的首要目的不仅是恢复其解剖位置，还要恢复患者的肢体功能，且骨折的治疗效果着重以功能的恢复情况来衡量。

【赓续纳新】

尚天裕教授所提及的"那些非做不可的手术"，是指对有明确手术切开适应证的骨折所做的手术，这类骨折主要包括：①粉碎移位的关节内骨折，适合手术复位和固定；②经适当的非手术治疗后失败的不稳定骨折；③伴有重要肌肉－肌腱单元或韧带断裂，并证明非手术治疗效果不佳的大的撕脱骨折；④非临终患者的移位性病理骨折；⑤已知经非手术治疗后功能恢复较差的骨折，如股骨颈骨折、股骨转子间骨折等；⑥具有阻碍生长倾向的移位的骨损伤（Salter-Harris Ⅲ、Ⅴ型）；⑦伴有骨－筋膜室综合征需行筋膜切开术的骨折；⑧非手术治疗或手术治疗失败后骨折不愈合，尤其是复位不佳的骨折；⑨开放性骨折，或骨折伴有神经、血管损伤，需切开探查修复者。

老年髋部骨折是一种经非手术治疗后功能恢复较差的骨折，故其又被称为人生最后一次骨折。目前普遍认同的治疗方案为微创内固定，或通过关节置换以早期恢复肢体功能，其治疗方案、手术时机、手术操作技巧、围手术期并发症等一直是临床关注的热点。另外，围手术期对骨折分期辨证使用中药，可有效防治老年患者围手术期的并发症。临床中要贯彻尚天裕教授的学术思想，并密切关注髋部骨折相关的热点问题。

一、老年髋部骨折治疗策略

随着社会的发展和人类寿命的延长，人口老龄化已成为必然趋势，老年髋部骨折患者的数量日益增加，其一般指的是股骨粗隆间及股骨颈发生骨折的患者，多数患者年龄偏大且患有慢性病，尤其以绝经后的妇女居多，但男性患者病死率明显高于女性患者。

髋部骨折几乎会使患者完全丧失行动能力，非手术治疗的效果不理想，治疗后的死亡率可达到50%。绝大多数患者的死亡是由于骨折后长期卧床导致的，如继发下肢静脉血栓脱落导致肺栓塞、卧床后饮食误吸、坠积性肺炎、压疮导致的严重感染、营养不良等。因此，临床建议手术治疗是老年髋部骨折的首选治疗方案。

二、老年髋部骨折手术时机的选择

对老年髋部骨折患者来说，若患者身体状态好，可尽快实施手术；若患者一般状况差，不能一味强调早期手术，需评估身体状态后再选择合适的手术时机。

国外相关荟萃分析表明，受伤 2 天后进行手术的患者，在术后 30 天和术后 1 年的死亡率，比 2 天内进行手术的患者分别增加 41% 和 32%。国内也有学者通过回顾性分析发现，对高龄股骨转子间骨折患者，应争取在 48 小时内行手术治疗，这会明显降低术后并发症的发生率。

老年髋部骨折患者的麻醉及手术耐受力，随卧床时间的延长而变差，应在多学科介入提供保障的前提下尽早实施手术，加强围手术期管理，结合患者自身情况，采取个性化措施，积极防治相关并发症。老年股骨转子间骨折患者术前 CRP 与发热具有相关性，建议围手术期管理应重视对 CRP 的监测并尽早干预，以避免导致手术延迟和术后恢复时间延长，为围手术期发热管理和预防感染提供了参考。

三、股骨粗隆间骨折治疗方式的选择

针对股骨粗隆间骨折，临床选择内固定手术治疗时，既要考虑到股骨近端的剪切应力和轴向应力，又要兼顾到骨折的分型。

从内固定物承载应力情况进行力学分析，髓内固定与髓外固定有着明显不同。髓内固定是中心位置的固定，其可以缩短工作力臂，平衡或分散股骨近端所受到的应力，生物力学优势明显。髓外固定是偏心性固定，工作力臂相对较长，仅适用于稳定型骨折。髓外固定的代表性产品为 DHS，它通过侧方附有套筒的钢板螺钉固定和股骨颈内拉力螺钉的滑动加压来完成骨折固定，目的是有效防止髋内翻。但大量临床实践已经证明，治疗股骨粗隆间不稳定型骨折时选用 DHS 失败率较高，远期易发生内固定切出或断裂、复位丢失、畸形愈合、股骨头坏死等并发症。逆转子间骨折是 DHS 使用的禁忌，因为逆转子间骨折的骨折线方向与 DHS 头钉动态滑动方向近乎平行，此时 DHS 加压理念反而显现出劣势，钢板由于承受绝大部分的应力极易发生疲劳性断裂。

大量临床实践及文献研究表明，目前股骨粗隆间骨折主流的内固定治疗方式已经由髓外固定转为微创髓内固定（图 8-1~图 8-3）。Schipper 等提出了稳定的股骨粗隆间骨折可以选择髓外固定，而不稳定的股骨粗隆间骨折建议选用髓内固定，甚至有些学者认为髓内固定是治疗股骨粗隆间骨折的唯一选择。由此可见，与髓外固定相比较，髓内固定具有更好的生物力学特性，并被认为是一种对手术技术要求较高的微创手术方法。

2009 年，Haidukewych 在美国骨与关节外科杂志发表了内

固定治疗股骨粗隆间骨折的 10 条建议：①建议由 Baumgaertner
等提出的尖顶距（tip apex distance，TAD）＜25 mm；②累及
外侧壁的股骨粗隆间骨折禁用 DHS；③不稳定骨折选用髓内
固定，尤其指出逆转子间骨折禁用 DHS；④注意股骨前弓陷
阱，髓钉远端与股骨前侧髓腔壁过度接触容易引起局部骨折或

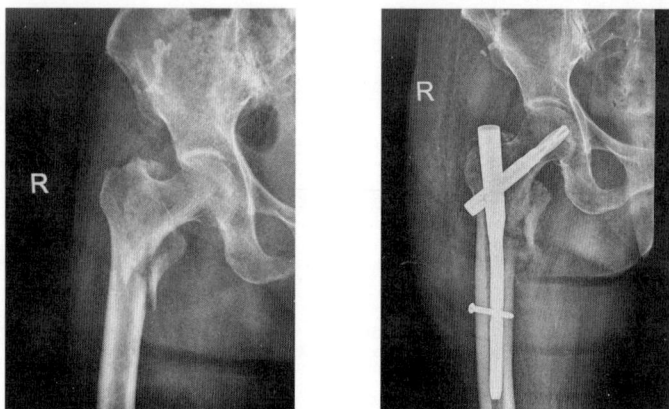

图 8-1　股骨粗隆间骨折固定前后（例 1）

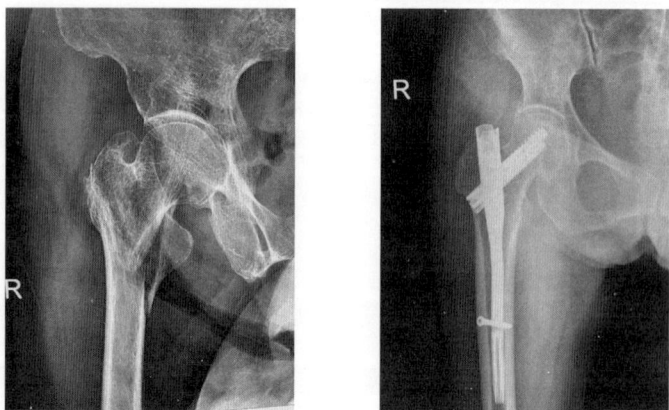

图 8-2　股骨粗隆间骨折固定前后（例 2）

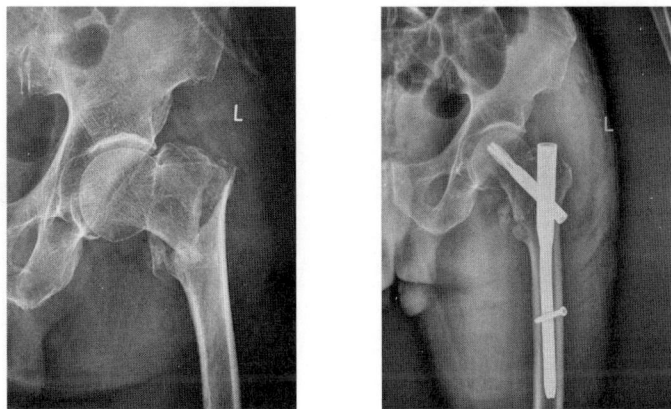

图 8-3 股骨粗隆间骨折固定前后（例3）

疼痛；⑤髓内钉进针点应选择在大粗隆顶点偏内侧；⑥不要对未复位的骨折进行扩髓，否则髓内钉插入后移位将无法矫正；⑦插入主钉时禁止使用锤子，防止出现医源性骨折；⑧避免在髓内翻位完成固定；⑨存在轴向或旋转不稳定时尽量选择加长髓钉，且远端需要锁定；⑩使用髓内钉固定时，避免过度牵引造成断端分离。这10条建议至今仍被广泛采纳。特别强调，在根据骨折类型合理选择内固定方式的前提下，对骨折复位要尤其重视，因为在骨性愈合前，只有足够广泛的骨性接触，才能降低负重状态下内植物切出或发生疲劳性断裂的概率。

中医正骨原则与方法，注重不加大损伤的复位手法的应用，注重有利于发挥肢体内在动力及保证功能活动的固定方法，注重功能活动对肢体康复的积极作用。西医治疗骨折的理念，目前也已经从广泛切开追求解剖复位和绝对固定，过渡到了追求间接复位微创固定以保护骨的血供。

四、股骨粗隆间骨折术中体位和牵引

股骨颈轴线与股骨干轴线重合的非标准侧位影像是头钉植入成功的关键。为了方便进行术中侧位透视，建议患者体位采用仰卧、健肢伸直并外展牵引位或半截石位。术中使用牵引床的主要作用是纠正移位、维持复位和减少透视暴露时间，牵引床的使用还应根据骨折特点和手术医生习惯进行选择。国外有学者报道，术中采取侧卧位治疗不稳定股骨粗隆间骨折，在骨折复位和操作时间上优于使用牵引床。

五、重视股骨粗隆间骨折的闭合复位手法

闭合状态下对骨折精准复位是创伤骨科医生追求的目标，针对股骨粗隆间骨折，良好的复位更是手术治疗的前提和关键。闭合复位是中医正骨的优势所在，正骨手法是一门艺术高超的学问，其难度绝不亚于手术治疗。古人在治疗骨折方面积累了丰富的经验，清代吴谦在《医宗金鉴·正骨心法要旨》中提出的"正骨八法"——摸、接、端、提、按、摩、推、拿，仍为今人所遵循。尚天裕教授经反复临床实践，综合影像学、解剖学、病理学、生物力学等现代科学成就，总结出正骨十大手法：手摸心会、拔伸牵引、旋转回绕、屈伸收展、端挤提按、摇摆触碰、按摩推拿、成角折顶、夹挤分骨、对扣捏

合。我国高等医药院校教材关于正骨手法的论述亦多建立在这十大手法的基础上。对于股骨粗隆间骨折，牵引复位时应注重"欲合先离，离而复合"及"高者就其平，陷者升其位"的中医正骨原则。

【传承心悟】

一、扬长避短，开放包容

回望历史，中西医结合治疗骨折研究，是在比较中、西医治疗骨折的系统研究前提下，经历了从临床研究到临床与基础实验研究相结合，从传承与创新发展中医治疗骨折学术思想到引用现代骨科学的最新理论和先进技术开展中西医结合治疗骨折的临床和理论研究，从中西医结合治疗骨折研究到中西医结合骨伤学科建设研究等，展示了我国开创的中西医结合治疗骨折研究不断向纵深科学发展。特别是随着现代科学技术及现代骨科医学的发展，尚天裕团队总结经验、审时度势，及时发表了令学术界瞩目的文章《中西医结合治疗骨折新概念》，明确提出了"中西医结合治疗骨折基本概念的转变"等命题。

在基础理论研究方面，尚天裕团队由以中医学理论解释，深入到利用现代医学新技术对其机制进行循证研究，使其更具有科学性。尚天裕教授实事求是地提出"随着经济、交通的发展，开放性骨折、多发性损伤已经在骨伤科中占主导地位，单纯闭合复位和夹板固定已不能满足现代发展的需要，故原始中西医结合治疗骨折的基本概念必须转变""开放性创伤患者不能采用夹板固定，为适应这种改变，在治疗中开始采用外固定支架。这种改变已由原始中西医结合的无血疗法向有血疗法转变，较多的现代医学治疗成分开始融入中西医结合治疗骨折中""对于特殊部位的骨折，单靠手法复位、外固定已不能达到满意的疗效，为了克服这种局限性，有限手术配合手法治疗开始融入中西医结合治疗骨折方法中"。这是一种科学的态度，也是一种包容的胸怀。

在此基础上，尚天裕教授还提出了"骨折愈合模式的研究""中药机制研究""生物力学研究"等问题。这其中始终贯穿着整体观念、微创理念和中西医并重、中西医结合、自主创新思想，高瞻远瞩地引领我国中西医结合骨伤科学及中国接骨学，继续走创新之路的未来发展方向。

尚天裕教授倡导的中西医结合治疗骨折疗法，提倡严格把控手术适应证，根据具体情况、设备条件、技术能力和个人经验辨证施用，只做那些非做不可的手术。主要是融入中医成熟的骨折整复技术和功能康复方法，选择不干扰骨组织自身修复和血液供应的可靠固定方法，加以中医药对骨折的分期辨证论治，最终达到骨折愈合与功能康复齐头并进，让患者迈向新生活，真正做到了一切从患者的利益出发，一切为患者服务。

二、学科交叉，创新求实

中西医结合治疗骨折已经形成一个完整的理论体系和临床治疗方案，它不仅是中西医医学理论，还包含着生物力学、材料学、光电学等学科，学科交叉，相互渗透，是阐述其科学内涵的基础。

同理，现代骨折治疗原则与中西医结合筋骨并重理论也殊途同归。现代医学的骨折治疗原则以 AO 提出的相关理念为代表。随着对软组织重要性、骨折固定的生物力学原理以及骨折愈合过程的研究的深入，AO 对骨折的治疗原则也做了一些修正，更强调根据骨折及其相关损伤的个性选择合适的固定技术，以及通过轻柔的复位技术和细致的处理来保护软组织和骨的血液供应。

以骨干骨折为例，早期实践中多采用切开显露骨折端，直接对骨折端进行解剖复位，并使用加压固定器进行绝对稳定的固定，这样邻近关节和肌肉可以进行安全的、疼痛较轻的功能锻炼，骨折愈合过程中，没有骨痂形成。

保证骨折端绝对稳定曾经被认为适用于所有类型的骨折，但是现在认为这一原则仅仅适用于关节内骨折以及少数与关节相关的骨折。而目前更推荐使用间接复位和相对稳定的固定技术，间接复位技术远离骨折部位，通过使用牵引器、外固定器或人工牵引对肢体施加轴向牵引，利用肌肉（腱）、韧带及关节囊对骨折端的约束作用来实现骨折复位。这表明现代医学在走了一段弯路后，也充分认识到保护软组织对于骨折愈合的重要性，在复位过程中也充分利用了"筋束骨"这一功能，虽然二者文字表述不同，但内涵是一致的。

随着医学对骨折认知的深入，哪怕是最有经验的医生也会经历手法难以复位、复位不达标或者无法维持复位的复杂骨折，为了更好地恢复功能，切开复位固定是合理的选择。现代医学强调保护骨折周围软组织和骨骼的血液供应，这说明在手术过程中也需要贯彻筋骨并重的理念，在实施复位手术的同时，要尽量减少剥离的骨膜以及附着于骨的软组织，这些软组织均属于"筋"的范畴，过度破坏将影响骨折愈合。现在医学的骨折功能复位标准中，不再单单强调解剖复位，也在一定程度上体现了重视"筋"的思想。

注重术后康复锻炼也体现了筋骨并重的思想，在复位和妥善固定骨折之后，应尽早开始功能锻炼，避免"筋"出现粘连，防止肌肉萎缩，促进骨折愈合，最大程度地恢复肢体功能。这一点也是中医学与西医学共同倡导的。

尚天裕教授早在 1985 年就讲：中西医结合是在做前人没有做过的事，在前进中必然会碰到这样或那样的困难，我们要激流勇进，一往无前。因为路是人走出来的，往往在困难的时候，正是事业向前发展的关键时刻。事实胜于雄辩，真理愈辩愈明。奋斗于中西医结合事业的同道们，让我们团结起来，创新求实，在中西医结合的光明大道上奋勇前进吧！

（李永耀　赵　勇）

后记一

　　尚天裕先生是中国接骨学的开创者，也是我的恩师。我于1988年开始跟随先生攻读博士学位，此后一直随侍先生左右，直至2002年先生去世。在跟随先生学习、工作的14年里，我深切体会到先生报效祖国的崇高理想，服务人民的大医情怀，不断开拓的进取精神和甘为人梯的博大胸怀。

　　尚天裕先生于1917年12月25日出生在山西省万荣县的一个农民家庭，祖父是清末秀才，也是一位悬壶乡里的中医学家。1944年，尚天裕毕业于国立西北医学院，留校任外科助教。1947年，随著名外科专家万福恩赴南京陆海空军总医院工作。新中国成立后，尚天裕先后在四川涪陵仁济医院、天津市第一医院工作。1951年，尚天裕参加抗美援朝医疗队。1952年回国后调往天津市人民医院，在方先之教授指导下从事骨科工作。1958年开始从事中西医结合骨折治疗的研究工作。1975年，遵照周恩来总理指示，从天津调到北京，任中国中医研究院（现为中国中医科学院）副院长。1977年，中国中医研究院骨伤科研究所成立，尚天裕先生任首任所长。

　　尚天裕先生的一生始终以报效祖国为己任。先生成长于国家危难之际，深切体会到国家兴亡的责任，他的一生始终将国家、民族的利益放在首位，将自己的所知所学奉献于民族解放事业和国家建设事业。1935年，他在西安读高中期间，参加了"一二·九"请愿游行。新中国成立后，他不仅在日常医疗工作中兢兢业业，而且在抗美援朝医疗队中获得"模范工作者"称号。尚天裕先生一直坚定拥护中国共产党的领导，曾担任"九三学社"中央委员，第五、六、七、八届全国政协委员，并于1980年加入中国共产党，同年获卫生部"优秀党员"称号。

尚天裕先生的一生始终以服务人民为己任。在他长达58年的行医生涯里，始终坚持以患者的需求为中心，做人民需要的好大夫。不论患者的身份如何，他都会认真对待，一丝不苟，人们称他为"老住院""铁主任"。从西医外科大夫到中国骨伤大家，先生成长之路的每一步都以更好的临床疗效为追求。先生认为，患者来到医院，把宝贵的生命和恢复健康的希望寄托在医务人员身上，我们应该痛病人之所痛，想病人之所想，理所当然地为患者选择最好的治疗方法，减轻患者的痛苦，让他们尽快地恢复健康，重返工作岗位。他在治疗骨折的过程中，一直主张"医患合作"，充分调动患者的积极性，"让患者本人治疗自己的骨折"。先生曾7次获得省市级（天津市、北京市）劳动模范称号，并于1979年获"全国劳动模范"称号。

尚天裕先生的一生始终以开拓进取为己任。他在临床实践中不断反思，在追求更高临床疗效的过程中不断学习继承，不断开拓创新。为了学习中医接骨技术，他吃在医院，住在医院，每两周才回一次家，不仅将当时天津市有经验的老中医苏绍三、张小谦、张雁廷等请到医院来，谈经验、做示范，还曾先后到过 8 个省市甚至区县，向 10 多位当地中医正骨名家学习。他把南派、北派、少林伤科、武当伤科、宫廷正骨、民间技艺等各家之长和特色技术，分门别类，归纳整理，从一方一技开始，沉下心来虚心学习，钻进去，再跳出来，打破中医门户之见和中西医之间的界限，总结提高，开创新路，终于形成了一套以手法复位联合小夹板外固定为特点的中西医结合治疗骨折新方法，也就是后来的中国接骨学。先生曾先后在多个国家进行学术交流，使中西医结合治疗骨折受到世界学者的广泛认可和高度评价。先生于 1988 年荣获世界文化协会授予的"爱因斯坦科学奖"，1999 年获"中国接骨学最高成就奖"，2001 年获"中西医结合贡献奖"。

尚天裕先生的一生始终以提携后进为己任。先生是公认的骨科学术权威，但他从不以此自居。他对晚辈关心爱护，循循善诱，苦心鞠育，是骨科界的伯乐，亲自培养了数以千计的国内外骨伤科专业人才。在他的支持下，中国传统医学中的很多民间疗法、诊疗经验得以继承发扬，普及推广。他还主持创办了《中华骨科杂志》和《中国骨伤》杂志并担任主编。在先生的主持下，1980 年中国中医研究院骨伤科研究所成为我国首批中西医结合骨伤学科硕士学位授予单位，1984年成为首批中西医结合骨伤学科博士学位授予单位，在中西医结合治疗骨折这一研究方向上，尚天裕教授共培养了医学博士14位，硕士47位。尚天裕先生也于1986年获中国中医研究院"优秀教师"称号。

先生一生生活简朴，一直到近80岁时还坚持以自行车代步。在我博士答辩前，先生骑着自行车到各单位请专家，我还总跟不上他。先生说他的养生之道就是不断思考，不停运动，吃大众化饮食、干正骨力气活。先生身材高大，年轻时是篮球运动员，并且长期从事骨伤科工作，练就了一身力量和一身胆量，到晚年时手上的功夫还堪比年轻人。"生命在于运动"始终贯穿在他的生活和工作中，也贯穿在他的医学思想中。

时光荏苒，转眼间先生已经离开我们二十多年了。先生的一生是为我国中西医结合骨伤科学事业发展不懈努力、艰苦奋斗的一生，是无私奉献、忘我工作的一生，是承前启后、不图名利、甘为人梯的一生。先生是中西医结合治疗骨折的创始人和奠基者、著名骨伤科学家、杰出的中西医结合学者。他永远是我们学习的良师，是我们做人的楷模。他所开创的中西医结合治疗骨折的学术思想和学术体系，必将流芳百世、熠熠生辉！

赵　勇

后记二

中国中医科学院建院七十年了。七十年，在历史长河中不过一瞬，于人的记忆里，却足以沉淀下许多值得咀嚼的往事。我每每想起尚天裕先生，想起他那些关于骨头的学问，便觉得有些话要说。

尚先生高高的个子，面容清癯，眼睛却极有神。他声音洪亮，每个字都透着底气和骨气。他研究骨头，自己也像是一块骨头——坚硬、洁白、沉默而有力量。

一、接骨回忆

那时候，骨研所初创，百事待举。尚先生便带着几个年轻人，在简陋的房间里一边摆弄那些骨头标本一边上课。骨头整齐地排列着，像是无声的证人，见证着这群人的执着与热情。尚先生常说："骨头是会说话的，只是我们听不懂罢了。"他便想要做那个听懂骨头语言的人。

他的"中国接骨学"不是凭空而来的。我亲眼见过他翻检那些发黄的线装书，在《医宗金鉴》《正体类要》的字里行间寻找古人的智慧。有时他会突然拍案叫绝，原来是在某句看似平常的话里发现了接骨的秘诀。古书上的字句，经他一解释，便活了起来，仿佛能看到几百年前的医者如何为伤者接骨续筋。

但他又不泥于古。他亦向现代医学敞开胸怀。X线片挂在灯箱上，他便能指出何处该用何法，古法新术，在他手中竟能水乳交融。他说："骨头是树苗，它的根扎在软组织中，接骨者应该像园丁，而不是泥瓦匠、木匠和铁匠。"这话听着简单，实则包含了他半生的思考。

记得有一次，一个小腿骨折的年轻人被送来。尚先生看了看，却不急着动手整复。他先用手轻轻摸了摸伤处，那手法之轻，仿佛在抚摸一朵花。然后他说："骨头断了，筋也伤了，但气血还在流通。我们只需顺势而为，不必蛮力整复。"使用了手法复位小夹板固定技术，后来那人果然恢复得很好，跑跳如常。尚先生却说："这不是我的功劳，人体自己会愈合，我们不过是帮了点小忙。"

他晚年时，骨研所已颇具规模。但他仍保持着那个习惯——每天早晨骑着二八大自行车，最早来到医院。灯光下，他的白发与那些骨头标本几乎同色。有人劝他休息，他总说："骨头不会休息，我为什么要休息？"

后来他走了，像一块完成了使命的骨头，悄然隐入黄土。但他留下的"中国接骨学"却在继续生长，如同那些他治愈过的骨头，在人体内默默支撑着生命。

如今想来，尚先生研究骨头，其实是在研究生命的韧性。

骨头断了能再长，人跌倒了能再起，学习中断了亦可再续。这大约就是他毕生所求的真谛吧！

骨研所的灯光依旧亮着，照着一代代新人的脸庞，也照着那些沉默的骨头标本。尚先生不在了，但他的学问像骨头一样，成为了支撑这个机构的骨架。

骨头无言，却能承载千钧。

二、骨脉传承

骨头不会说话，但尚先生的学问却在这无声处生长着，像是一株倔强的植物，从骨缝里钻出来，向着阳光伸展。

中国接骨学的传承，从来不是一件容易的事。尚先生在世时常说："接骨如接命。"这话听着极重，后来者初闻多半要皱眉。如今科技昌明，CT、MRI 之类的医学影像技术使诊断更加明晰，钢板、髓内钉使治疗更加便捷，临床上谁还有耐心去学那些"手摸心会，摸接端提"的老法子？尚先生那些奇妙的接骨手法还能传下来吗？

尚先生的学问最妙处，在于不把骨头当死物。他常说骨折处会长出"骨痂"，这词用得极好——"痂"是伤口愈合的痕迹，带着生命的顽强。西医重解剖复位，中医重功能复位；西医讲绝对固定，中医讲相对固定。尚先生将二者融会贯通，创造性地提出"动静结合，筋骨并重"的法门。这法门如今被编成了教材，印在纸上，但真正的精髓却在师徒相传的手指间，在那些细微的力道变化里。

在骨研所里读博时，我满脑子都是动物模型、力学参数。起初对尚先生那套手法不以为然，直到有一天在生物力学实验室通宵做实验，偶然翻开尚先生留下的一本笔记。那笔记上密密麻麻记满了病例，字迹清瘦有力，间或画着些骨形简图。最令人震惊的是，每例后面都附有随访记录，有的竟长达二十年。"原来他一直在跟踪这些病人，"我心里默默地想，"这不是简单的医术，这是把病人的一辈子都装在心里了。"

尚先生去世后，有人建议用三维建模来数字化他的接骨手法。机器是精确的，能将每个角度、每分力道都量化到小数点后两位。但奇怪的是，同样的参数，由不同医生操作，效果却大相径庭。后来大家才明白，尚先生的手法里藏着的东西，远不止技术那么简单。

有一年冬天，下了大雪，骨研所的老楼里暖气不足，年轻学生们缩手缩脚不愿动手。大师兄便讲起尚先生当年在简陋条件下做研究的故事：没有 X 射线机，就靠一双手摸；没有像样的实验室，就在家里摆弄骨头标本。说着，从柜底翻出一个旧木匣，里面竟是一副尚先生亲手制作的骨折模型，用夹板、布带绑着，已经泛黄。"你们看，"大师兄指着模型上的一处细节说，"这里的固定材料，在现在的教材里已经被简化了。"

众人传看那模型，忽然都安静下来。夹板摩挲的声响里，仿佛能听见尚先生当年的呼吸。

今日，在为尚先生编写的《中国接骨学传承启示录》一书付梓之际，我筛选出几幅照片，不禁感慨万千。在医院的走廊上，也能看见墙上挂着的尚先生照片。他穿着白大褂，手里捧着书本、拿着骨头，正对旁边的学生讲解什么。照片是黑白的，已经有些发黄，但先生眼中的光却穿越时光，依然明亮。骨头断了可以再长，传承断了却难再续。尚先生的中国接骨学，说到底是一门关于生命的学问——知道何时该静，何时该动；何时该坚持，何时该变通。这学问不仅能医骨，还能医心。

窗外，一棵老槐树的影子投在走廊上，枝干嶙峋如骨。新芽正从那些看似枯槁的枝节间萌发出来。

赵　勇